健康をマネジメントする

人生100年時代、あなたの身体は「資産」である

東京慈恵会医科大学教授・行動変容外来診療医長
慈恵医大晴海トリトンクリニック所長
横山啓太郎
YOKOYAMA Keitaro

CCCメディアハウス

目次

第2章

健康マネジメントで人生100年を幸せに生きる

第3章

健康マネジメントの第1段階「マインドを変える」

第4章

健康マネジメントの第2段階「自分を知り、どうありたいかを考える」

第5章 健康マネジメントの第3段階「自分にちょうどいいことを習慣化する」

装丁・本文デザイン　轡田昭彦＋坪井朋子
企画協力　岩谷洋昌
編集協力　横山瑠美
校正　円水社

はじめに

急性疾患で死ななくなった日本人

「死ねない時代」

こう聞くと、ドキッとするでしょうか？
しかし、これはまぎれもない事実です。

人生100年時代は「死ねない時代」です。医療の進歩やライフスタイルの変化などによって、私たちは脳卒中や心筋梗塞などのいわゆる「急性疾患」で命を落とすことは減少しました。助かる人が増えたのです。

一方で、長生きするぶん、別のリスクが大きくなっています。それが「認知症」と「寝たきり」です。

健康なまま死に至るのは20人に1人といわれています。80歳以上まで生きた場合、その半数が認知症になるというデータもあります。

もちろん、人生70年時代にも認知症や寝たきりになる人はいました。ただ、多くの人はそうなる前に、急性疾患によって人生を終えていました。

長生きすればするほど、急性疾患よりも認知症や寝たきりになる確率は高くなります。人生100年時代においては急性疾患を防ぐことも大切ですが、認知症や寝たきりのリスクを心配する比重がより増えていくのです。

「老化」に対し、薬は無力

では、それを防ぐにはどうすればいいでしょうか?

いまのところ、認知症や寝たきりを薬で防ぐことはできません。なぜなら、認知症や寝たきりは「病気」というより、「老化」の最終段階で引き起こされる体の状態だからです。老化に対し、薬は無力です。薬で老化を抑えることはできないのです。

ただ、安心してください。老化を完全にくい止めることはできなくとも、老化を遅らせる方法はあります。それが、**運動や食事といった生活の土台となる習慣を変えること**、です。

健康のためには運動や食事に気をつかうのはもはやあたりまえ。読者のみなさんならこれまでいやというほど聞いてきたでしょう。健康関連の情報は、テレビや雑誌、インターネット上にあふれています。

実際に生活習慣に気をつけている人もいます。ただ、日々運動をし、食事に気をつかい、それを継続していくのはなかなか難しい。「それができないから苦労しているんだ」と思う読者も多いでしょう。挑戦したものの長続きせず、挫折した方もおられるかもしれません。

「100歳までなんて生きたくない。自分はほどほどの年齢で死んでいいから、好きなように生きたい」と思う人もいることでしょう。しかし私たちは、自分がちょうどいいと思うタイミングで人生を終えることはできないのです。

いま40歳で健康体の人は、よほどの不摂生をしているのでなければ、苦もなく長生きできてしまいます。だからこそ若いうちから意識して、長生きの結果として訪れる可能性の高い、認知症や寝たきりを防ぐことが重要なのです。

たとえば運動不足のために60歳で膝を痛め、歩くのに支障が出たとしたら？　そう考えてみてください。やりたいこともできず、家にこもりきりの後半生を送ることになるかもしれません。しかも、それが30年、40年つづくかもしれないのです。

そんな生活にあなたは耐えられるでしょうか。楽しみを享受できずに長生きする甲斐があると思えるでしょうか。

人生の後半のことなんて今から考えたくないと思う方でも、いまのうちから自分の体を大切にするべき理由があります。それは、日本の「終身雇用」が崩壊しつつある現状です。

日本の企業は終身雇用・年功序列賃金がベースです。これまでは新卒から定年まで一つの会社に勤めつづける人が大多数でした。会社員生活の途中で入院やケガをしても、国民皆保険制度のおかげで医療費は安くてすみ、給料が全額カットにならないしくみになっています。

一方、アメリカは何度も転職をする人がめずらしくありません。国民皆保険制度がないため、病院にかかると多額の費用がかかります。病気やケガをすれば働くことができなくなり、仕事を休んだ分は収入減に直結します。そのため、アメリカ人のビジネスパーソンは日本人より健康への意識が高いと私は考えています。

近年、日本人の働きかたは大きく変わりつつあります。徐々に導入されている成果主義、年功序列賃金の廃止。転職もめずらしくなくなりました。企業も終身雇用で社員を雇いつづけることはできないと認識しはじめています。一つの会社で定年まで勤め上げる。そんな人はますます減っていきます。

一方で定年は延びる。たとえ60歳定年制でも、年金をもらえるのはまだ先です。これからの日本人は60歳以降も働く必要がありそうです。

ましてや人生100年時代となると、リタイア後の生活が会社員生活より長くなる可能性もないではありません。そうなるとお金の心配が出てきます。子どもや親戚に迷惑をかけずに人生を最後まで楽しみたければ、それ相応の資金が必要です。できるだけ長く仕事をつづけるためには、まさに「体が資本」。**健康を維持しなければ、仕事もプライベートも立ちゆきません。人生100年時代、あなたの体こそがいちばん大事な「資産」なのです。**

マインドと習慣を変え、老化を遅らせるしかない

自分の体や健康状態を戦略的にマネジメントしていかなければ、生きることすら難しい。そんな時代に私たちは突入しようとしています。

そこで私が提案したいことがあります。

それは「マインド」と「習慣」を変えたうえで、「健康マネジメント」をつづけることです。

健康によいことをいきなりはじめても、つづけなければ意味がありません。運動にしても食

事にしても、成果が目に見えるまである程度の時間を要します。どんな健康法をやるかも大切ですが、すぐに成果が見えないからとやめたりせず、つづける工夫をすることこそが重要なのです。

スティーブン・R・コヴィー氏の『7つの習慣』という大ベストセラーがあります。その本で紹介されている「第3の習慣」は、「最優先事項を優先する」でした。その第3の習慣を実践するためには、私たちは「緊急でないが重要なこと」にこそ時間を使うべきだ、と書かれています。

健康維持のための習慣は、まさにこの「緊急でないが重要なこと」にあたります。このことをどれだけ強く意識しつづけ、そこに時間を割きつづけることができるか。それが死なない時代、つまり「人生100年時代」の健康マネジメントにとってもっとも重要な視点だと、私は考えています。

私は東京慈恵会医科大学の腎臓・高血圧内科の医師です。腎臓内科学が専門で、高血圧などの生活習慣病に悩む患者さんを30年にわたり診つづけてきました。

かつては高血圧の患者さんに、「血圧が高いと心疾患や脳卒中のリスクが高まりますよ。そうならないように薬を飲みましょう」と降圧剤を出して診察を終える、「ふつう」の医師でした。

しかし、いくつかの出来事をきっかけに（第1章で詳述します）、私の診療スタイルは変わります。

高血圧の人に降圧剤を出す「ふつう」の診療もしますが、それとは別に、「行動変容外来」を開設して生活習慣病の患者さんの診療をはじめることにしたのです。

行動変容外来に来る患者さんは、日々の生活習慣の積み重ねによって高血圧や高脂血症（脂質異常症）、糖尿病などの生活習慣病にかかっています。そんな患者さんに薬だけ出してもなんの解決にもなりません。

では、そんな患者さんにどんな診療をするのか？　それは、「生活習慣の改善」です。生活習慣病になった根本の原因は生活習慣です。日々の行動を変えなければ、治癒は見こめません。行動変容外来は、患者さんの「生活習慣を変えることで生活習慣病を治療する外来」なのです。

私の役割は、そんな患者さんを手助けすることです。生活習慣病の患者さんにとって、本当に価値ある診療とはどんなものか？　どうすれば患者さんが心の底から自分の体を替えのきかない大事な「資産」と認識し、健康マネジメントを継続することができるのか？　そう自分に問いかけながら、患者さんが主体的に健康マネジメントを考え、つづけていくための意識づけや考えの整理を中心とした診療をおこなっています。

自分に合った健康マネジメントで１００年使える体をつくる

本書では、臨床医として患者さんの体を診つづけてきた30年の実績、行動変容外来を通して得られたマインドと習慣を変えるための知見を生かし、１００年使える体をつくる健康マネジメントについて紹介します。

とはいっても、私が本書で提案するのは「これさえやれば健康になる」というたぐいのお手軽な健康法ではありません。ある健康法が効く人もいればそうでない人もいます。また「健康」とひとことで言っても、どんな状態を健康とみなすかは人によってさまざまです。職業もライフスタイルも違う人に対して「これさえやれば」と一律に同じ健康法や習慣をすすめるのは逆に不親切ではないか、というのが私の考えです。

あなたに合う生活習慣は、まずあなたが自分自身を知ったうえで、自分で考えていかなくてはなりません。厳しいことをいうようですが、「これさえやれば◯◯になれる」健康法をなんの疑いもなくやることは、１００年使うかもしれない自分の体を他人にまかせるのと同じことだと思ってください。

本書の最大の目的は、**読者のみなさんが自分でマインドと習慣を変えられるようにすること**です。自分に合った健康マネジメントをつくれるようになることをめざし、本書は5つの章で構成されています。

第1章では、現代の医療がめざすものと、人生100年時代に求められる健康のあるべき姿に乖離が生まれていること、また健康維持のためには薬だけにたよるのではなく、習慣を変える必要性があることを医師の視点から解説していきます。

第2章では、私たちがマインドと習慣を変えて健康マネジメントをするべき理由をお話しします。「7つの習慣」をもとに説明しますから、「7つの習慣」に慣れ親しんだビジネスパーソンの方ほど腹落ちする内容になっているはずです。

第3章では、いよいよ健康マネジメントのための第1段階、「マインドを変える」について説明していきます。マインドが変わらなければ習慣は変わりませんから、重要な章になります。

第4章は、健康マネジメントのための第2段階、「自分を知り、どうありたいかを考える」方法を紹介していきます。老化度チェックや性格傾向テストも活用して自分の健康状態を知り、将来、自分がどのような生活を送りたいかから逆算して生活習慣を考えていきます。

第5章は健康マネジメントのための最終段階、「自分にちょうどいいことを習慣化する」です。運動や食事の習慣改善にあたり知っておいてほしい知識、習慣化をスムーズにするコツをお伝えし、無理のない習慣化をめざしていきます。

私たちの体や健康は、日々の生活習慣が積み重なった結果できあがったものです。ですからマインドを変えて習慣にアプローチすれば、かならず改善することができます。

さっそく、第1章からみていきましょう。

第1章

現代医療は人生100年に対応していない

医療が発達し、衣食住が整ったいま、

「人生100年時代」に突入しようとしています。

ところが、現代医療は100年を生きぬくには、

じつに心もとない。

それが30年にわたって医師として働いてきた、

私の実感です。

大学病院で研究をおこない、患者さんを診てきた経験から

医療の実態がいかに人生100年時代に対応できていないか、

その現状をお話しします。

「人生100年時代」は「死ねない時代」

延びつづける日本人の平均寿命

ここ10年ほどで、私たちの生命を取りまく環境に大きな変化が起きています。

医療技術の進歩や生活環境の向上で、日本人の平均寿命は延びつづけています。社会の少子高齢化はますます進み、増えゆく高齢者を減りゆく現役世代が支える構図はしばらく変わらないでしょう。

そして私たちの人生が今後、70年、80年、90年と延びていくぶん、私たちは60歳を超えても仕事をつづけなければならない状況が生まれています。現に公的年金の受給開始年齢も原則65歳からに延長されました。さらに引き上げる話も出ています。

そんな「人生100年時代」突入が現実のものとなりつつあるいま、私たちは人生の後半についてもう少し真剣に思いをめぐらせる必要がありそうです。

「自分はそんなに長生きしたくないから、関係ない」
「人間死ぬときは死ぬ。先のことを考えてもしかたがない」

一方でそんな声も聞こえてきそうです。ただ、人生100年時代は、そうかんたんに死をむかえられる時代ではなくなります。

1960年代、私たち日本人の平均寿命は70歳前後でした。当時は脳卒中や心筋梗塞のような、突然おそってくる「急性疾患」によって寿命を終える人が多くいました。健康に気をつかう人もそうでない人も、70歳前後で亡くなっていたのです。寝たきりや認知症になる人はいまより少なく、近年ほど社会問題化してはいませんでした。それは寿命がいまほど長くなかったからです。

心筋梗塞より「老化」を心配する比重が増える

ひるがえって、現在はどうでしょうか。
2016年(平成28)の厚生労働省「簡易生命表」によると、日本人男性の平均寿命が80・

［図1］「健康寿命」と「平均寿命」のあいだには 9～12年もの差がある

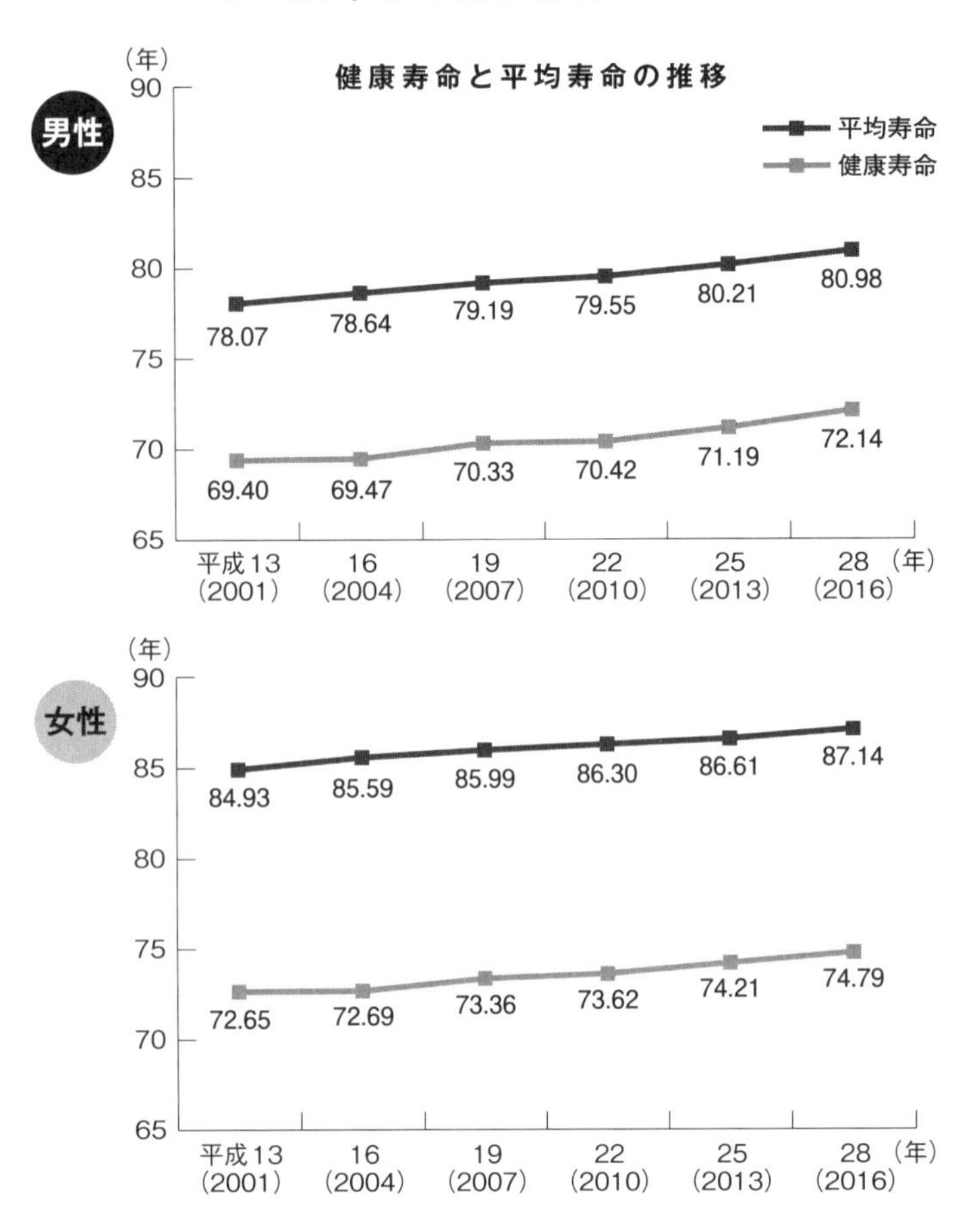

＊資料：平均寿命：平成13・16・19・25・28年は、厚生労働省「簡易生命表」、平成22年は「完全生命表」
健康寿命：平成13・16・19・22年は、厚生労働科学研究費補助金「健康寿命における将来予測と生活習慣病対策の費用対効果に関する研究」、平成25・28年は「第11回健康日本21（第二次）推進専門委員会資料」

＊内閣府ホームページ「平成30年版高齢社会白書（概要版）」より

［図2］急性心筋梗塞で亡くなる人は激減している

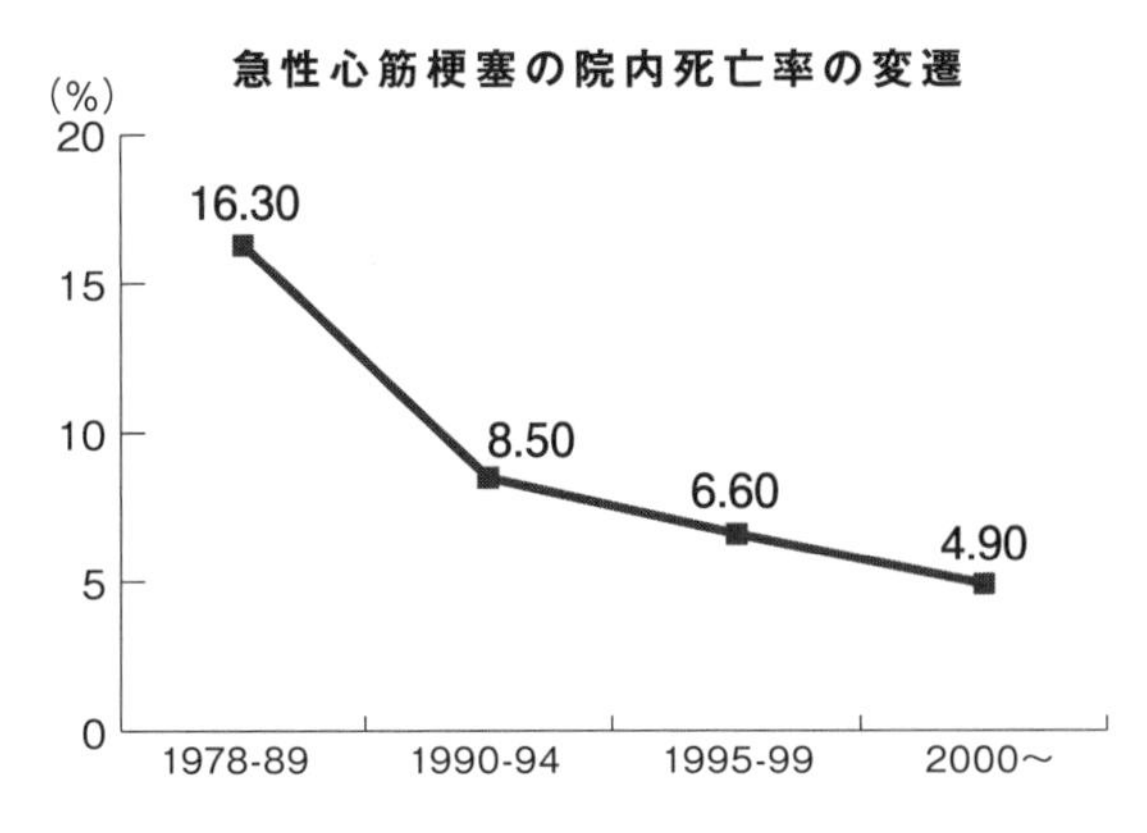

＊国立循環器病研究センター病院ホームページより

98歳、女性が87・14歳となっています［図1］。

心筋梗塞で亡くなる人が減ったことも、国立循環器病研究センター病院のデータから明らかです。1978年〜1989年まで急性心筋梗塞の院内死亡率は16・30％でしたが、2000年には4・90％にまで激減しています［図2］。

このように日本では多くの人が高度医療の恩恵にあずかるようになり、かつてのように急性疾患で亡くなる人は減りました。ただ、長生きできるようになったぶん、晩年を寝たきりや認知症になって過ごす人の数は年々増えています。

厚生労働省のデータをみると、65歳以上の高齢者のうち認知症の人は2012年時点で

［図3］**認知症になる人の割合**

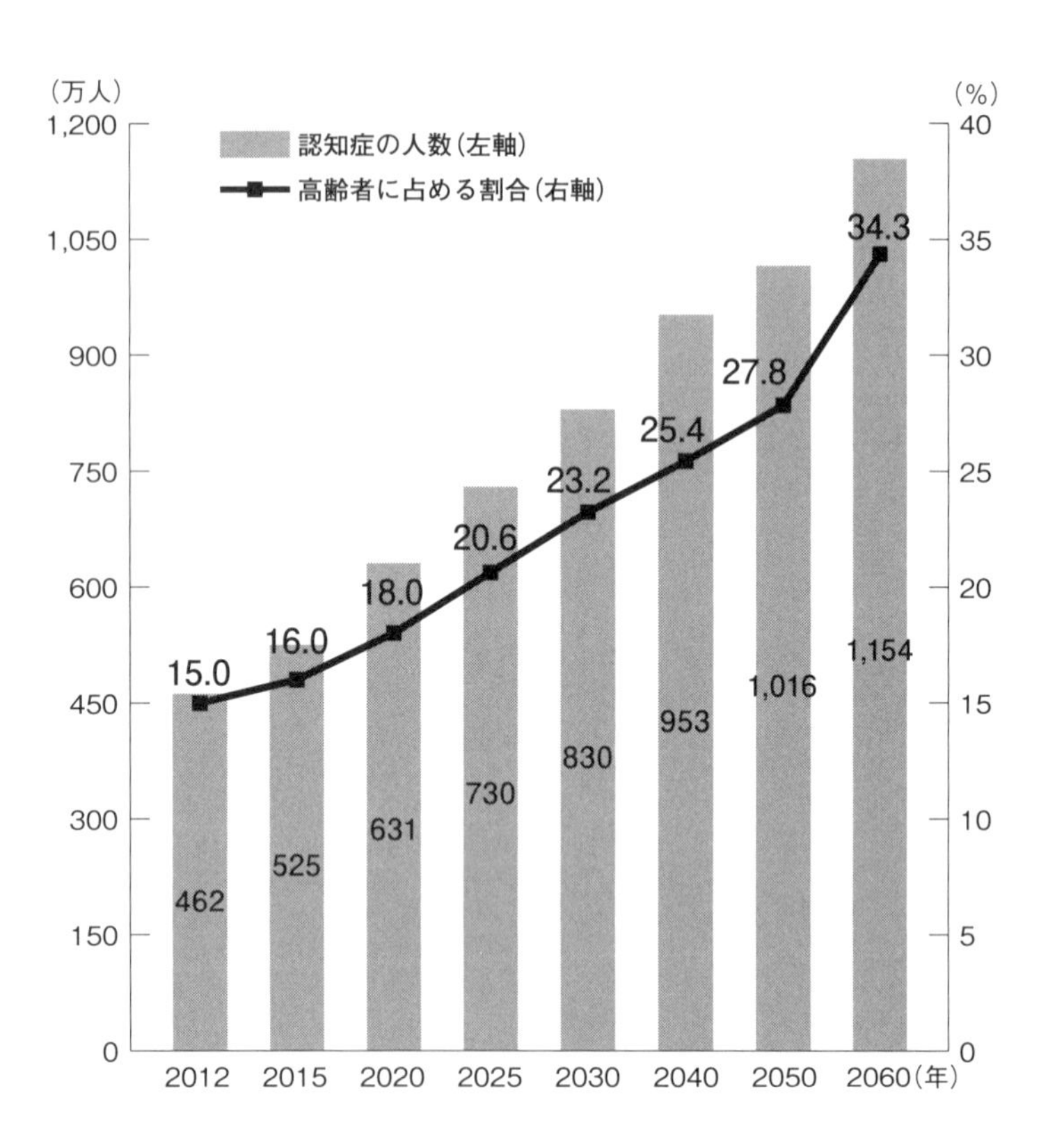

＊各年齢の認知症有病率が上昇する場合の将来推計
＊認知症施策推進総合戦略（新オレンジプラン）〜認知症高齢者等にやさしい地域づくりに向けて〜の概要（厚生労働省）を基に三菱UFJ信託銀行作成
＊三菱UFJ信託銀行ホームページより

［図4］認知症にかかっている人の割合（年齢別）

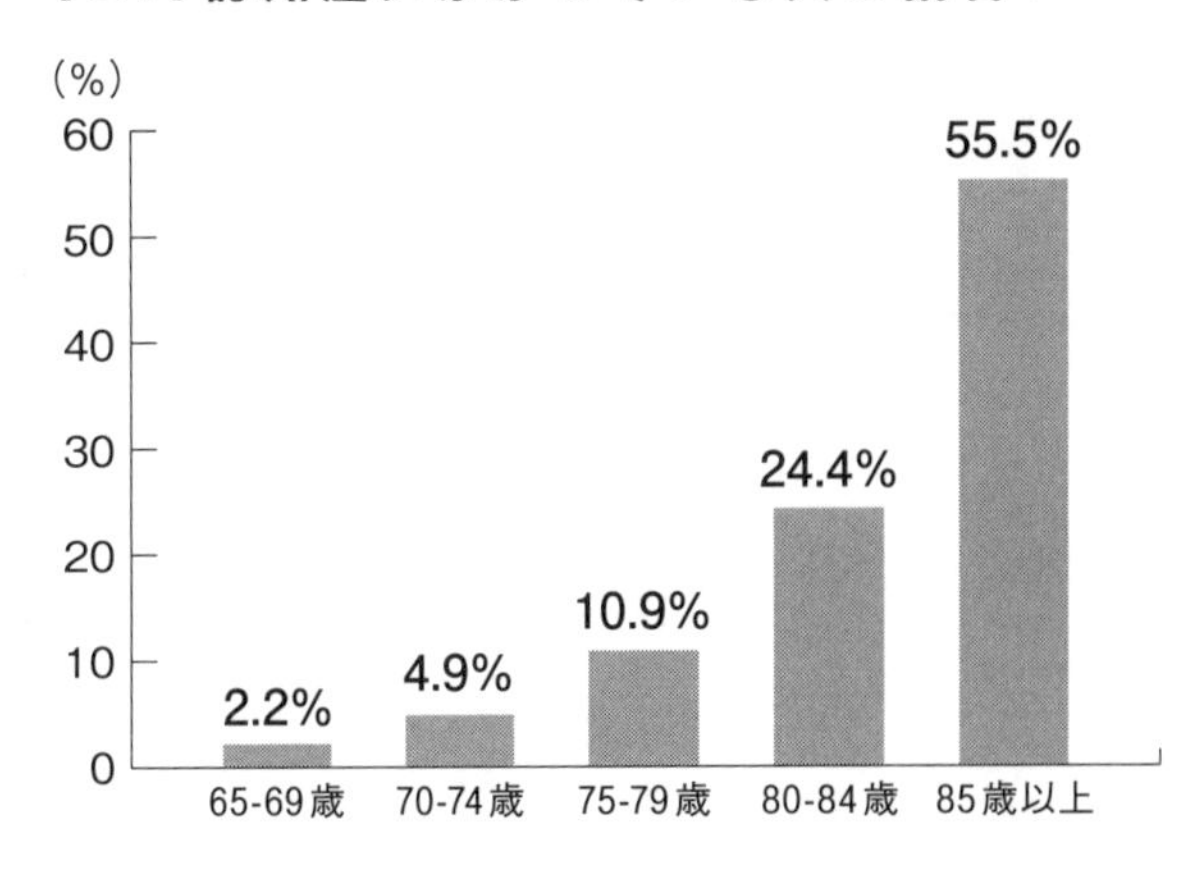

＊「日本における認知症の高齢者人口の将来推計に関する研究」（平成26年度厚生労働科学研究費補助金特別研究事業）より三菱UFJ信託銀行算出
＊三菱UFJ信託銀行ホームページより

462万人にのぼります。その数が今後も増えつづけると仮定した場合、2020年には631万人、2025年には65歳以上の5人に1人が発症すると考えられています。年齢が上がれば上がるほど認知症にかかる人は増えるとされており、85歳以上では55・5%以上の人が認知症になるともいわれています［図4］。

いま生きている人は、人生の途中で仮に急性疾患になっても助かる確率が上がりました。ただ、助かった後、体力が病気前と同じレベルには戻らない可能性があります。急性疾患にかからなかったとしても、私たちの体は加齢によってそれなりに老化が進行していくためです。

急性疾患に加え「老化」も心配しなければならないのが「人生100年」時代です。私たちは急性疾患や老化で衰えた体にむち打ち、100歳まで生きねばならない確率が高まっています。あるいは認知症や寝たきりのように、健康を損ねた状態で晩年を過ごす可能性が高いのです。

事実、男性も女性も平均寿命と健康寿命のあいだには差があり、晩年の9~12年は介護を必要としていることがわかります［図1］。それがいまの日本の高齢者のおかれた状況です。

そして、この平均寿命はますます延びようとしています。

2016年に発行された書籍『LIFE SHIFT――100年時代の人生戦略』（リンダ・グラットン アンドリュー・スコット著、池村千秋訳、東洋経済新報社）の日本語版への序文には、2007年に生まれた日本人の50%は107歳まで生きることが予想されるとあり、話題となりました。「いまこの文章を読んでいる50歳未満の日本人は、100年以上生きる時代、すなわち100年ライフを過ごすつもりでいたほうがいい」

もし、このとおりにいけば、人生100年時代は老化の最終段階で起こる認知症や寝たきりを受けいれて晩年を生きなければならない人がさらに増えるでしょう。急性疾患におそわれても助かる確率は上がっていますから、そうかんたんに命を落とすこともない。

人生１００年時代は、「死ねない時代」なのです。

「人生１００年」なのに、医療は「人生70年」のまま

急性疾患にいまだに重きがおかれている

認知症や寝たきりがそれほど増えるならなるべく健康維持につとめ、できるだけ「ピンピンコロリ」でいきたい――。それが私たちの願いでしょう。

しかし、その健康維持のための努力をつづけていくのにみんな苦労しています。カロリーの高い食事、甘いスイーツ、お酒……。健康に悪いことは、楽しいものばかりです。「わかっちゃいるけどやめられない」それが現実です。

問題はそれだけではありません。私たちの人生１００年をサポートしてくれるはずの現代医

療にも問題が横たわっています。

最大の問題は、**いまの医療システムが「人生70年時代」から更新されていない**ことです。

本来なら、医療は人生100年に合わせ、急性疾患の予防だけでなく老化を遅らせる方策、認知症や寝たきりにならないための方策を患者さんに提供するよう進化していなければならないはずです。

ところが現代医療はまだ、圧倒的に急性疾患への対応に重きをおいています。病院の診療科が臓器別・器官別になっていることからもそれはわかります。腎炎なら腎臓専門医、肝硬変なら肝臓専門医が対応します。しかし、個別の病気を診ることのできる医師はいても、全身の老化に対応できる医師はほとんどいません。

そのため、65歳までは糖尿病内科や循環器内科の医師に過食を制限されていたのに、70歳を超えたとたんに老年科の医師から寝たきり予防のためにはたくさん食べてください、といわれる。そんなおかしな事態が起こってしまうのです。

たしかに、人生100年時代は認知症や寝たきりの予防に力を入れなければならない時代です。ただそれは、「健康」と「病気」がくっきりと分かれていた人生70年時代とはちがいます。医療の現場はもっと別のアプローチをとるべきなのです。

人生100年時代は急性疾患が減ったかわりに、健康と病気のあいだを「老化」というキーワードがつなぐ時代です。どこからが病気でどこからが健康かの明確な境界線がない時代なのです。そのような時代にあっては臓器別や器官別の疾患だけでなく、全身の老化によって起こる症状について的確な診療や生活習慣改善のアドバイスができる医師の存在が不可欠です。

それなのに、いまだに私たち医師は高血圧症のような生活習慣病も「病気扱い」をして、急性疾患と同じように薬による診療をおこなっています。

ただ、私にいわせれば**生活習慣病は「病気」ではありません。「老化」です**。老化に薬で対応しようとしても無理なのです。

「老化」に対して現代医療はお手上げ状態

生活習慣病は病気ではなく「老化」

もう一度、はっきりいっておきましょう。

体に負担をかける生活習慣によって引き起こされた高血圧症、糖尿病、高脂血症は、病気ではなく「老化」です。生活習慣や加齢からくる筋力低下、認知機能低下も「老化」です。ときには血圧を上昇させるような病気が別にあり、それが原因で高血圧を引き起こしている場合もあります。しかし、そうでない生活習慣由来の高血圧症は、「病気」ではなく「老化」だと私は考えています。

生活習慣病の患者さんの体は、長年、体に負担をかける生活習慣によって老化が進行しています。高血圧なら過剰な塩分摂取、暴飲暴食、運動不足、野菜や果物の摂取不足、肥満、喫煙などが体に負担をかける生活習慣にあたるでしょう。

老化は体の一部分だけで起こったりはしません。全身にひとしく起こるものです。そのため、高血圧がめだつからといって、血圧だけを薬で下げても本質的な解決になりません。なぜなら表に出ている症状がないだけで、全身の老化は進んでいると考えられるからです。

老化は薬では治らない

認知症や寝たきりは老化の最終形として起こるものだと説明しました。認知症や寝たきりに効く薬がないのと同様、**生活習慣病という名の老化に対しても、薬は根本的な治療とはなり得ないのです。**

高血圧は降圧剤でコントロールできますが、これは特定の受容体に薬がアプローチして「血管内の圧力を下げているだけ」です。老化の進行を止めているわけではありません。

たとえば、生活習慣由来の高血圧と高血糖をもつ患者さんに降圧剤を飲んでもらったとしましょう。この場合、血圧は正常値になりますが、高血糖はそのままです。降圧剤は血圧を下げる以外の影響を体にあたえることのないように開発されているからです。

これで老化の進行が止まったといえるでしょうか？　高血圧症の原因である生活習慣を改善しなければ、老化はやはり進んでいきます。薬で血圧値が下がることと老化の進行が止まることはイコールではないのです。

体の老化をくい止めるには薬ではダメです。体の老化を加速させている根本原因、つまり「生活習慣」にアプローチしなければならないのです。

全身で起こっている老化を示す現象は、おそらく健康診断でわかる数値以外にもまだまだたくさんあるでしょう。しかも、それらは複雑にからみあっていると思われます。そのため、たまたま測れる一部の数値を薬で下げても老化は解決しません。ましてや老化の最終形である認

［図5］アルツハイマー病につながるリスク要因

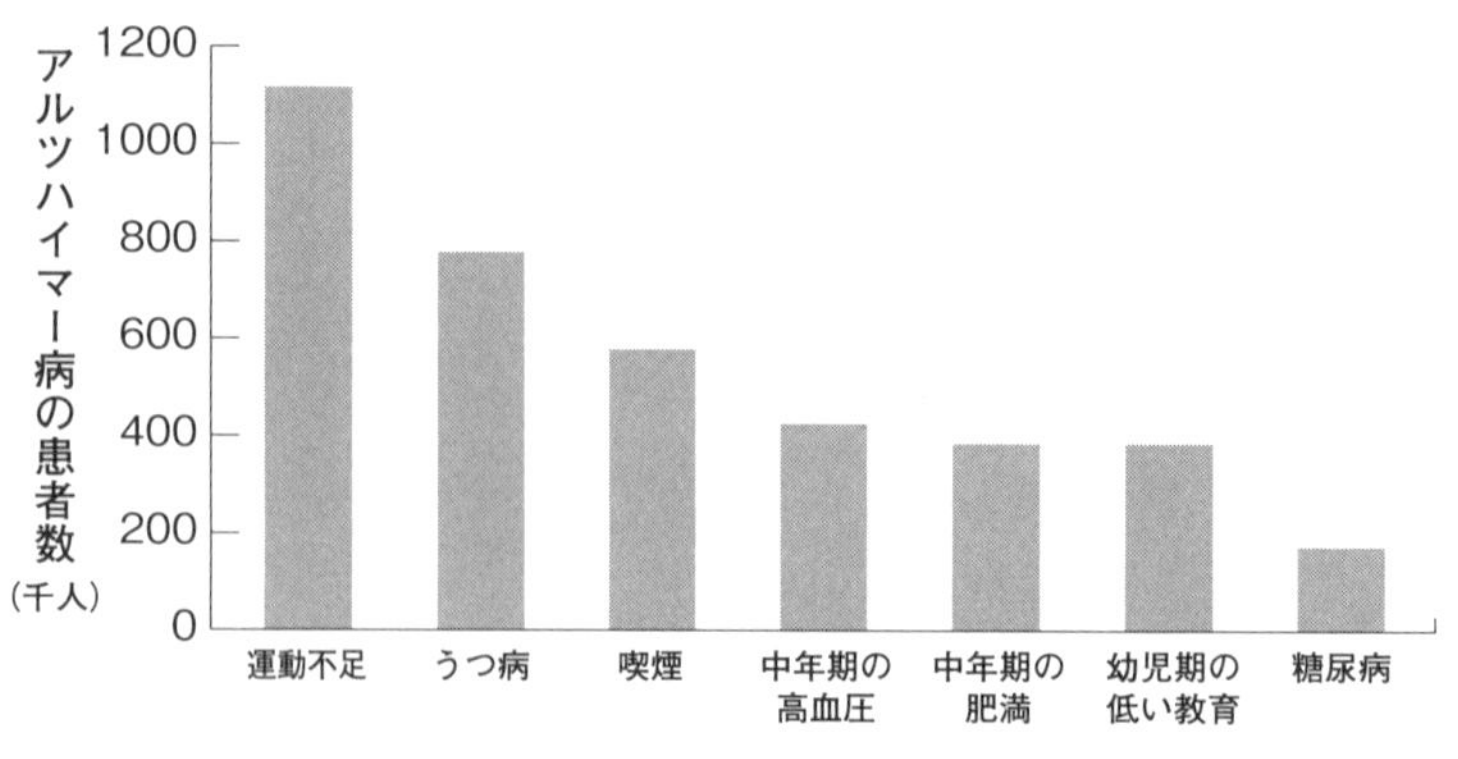

＊Barnes D.E. Yaffe K.　Lancet Neurol. 2011; 10: 819-828. より作成

［図6］生活習慣病は相加的に認知症に影響を与える

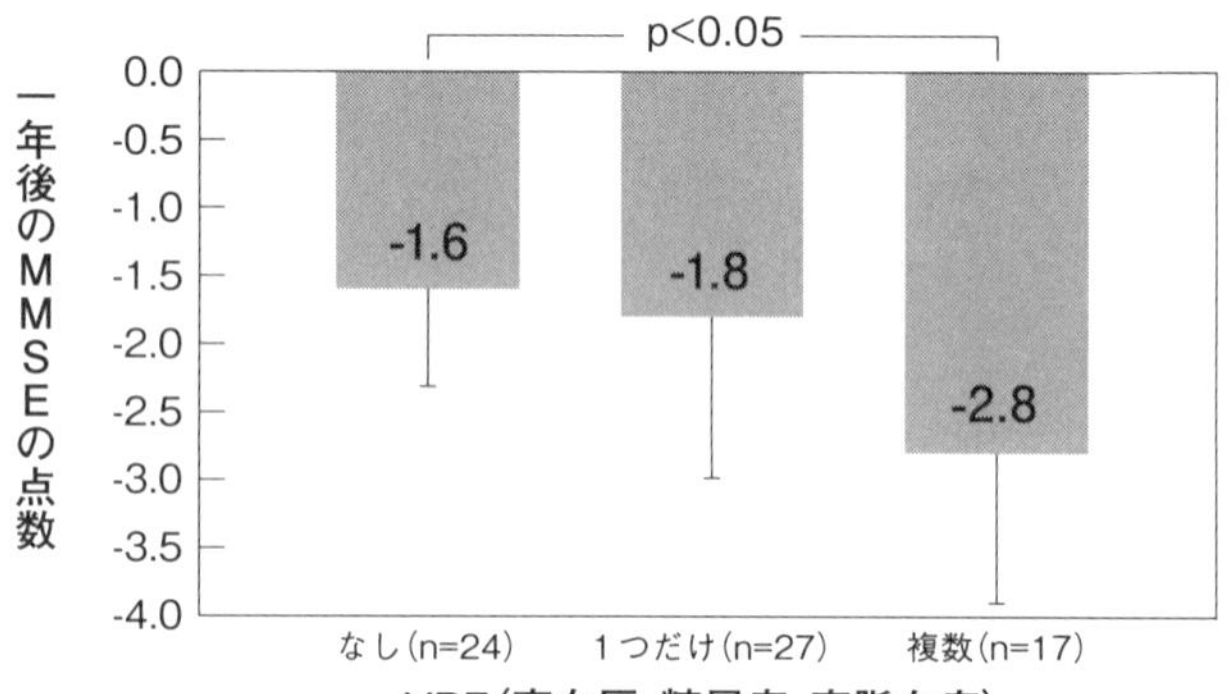

MMSE（Mini Mental State Examination、ミニメンタルステート検査）：
認知症の診断用に米国で1975年、フォルスタインらが開発した質問セット。30点満点の11の質問からなり、見当識、記憶力、計算力、言語的能力、図形的能力などをカバーする。24点以上で正常と判断、10点未満では高度な知能低下、20点未満では中等度の知能低下と診断する。

＊Kume K. Hanyu H. Sato T. Hirao K. Shimizu S. Kanetaka H. Sakurai H. Iwamoto T. J Neurol 2011; 258: 1295-1303 より作成

知症や寝たきりを防ぐことはできないのです。

アメリカでおこなわれた研究では、アルツハイマー病につながるリスク要因としてもっとも大きなものは運動不足であることが明らかになっています［図5］。また、高血圧、高脂血症、糖尿病といった生活習慣病を複数もっているほど、認知症の発症に影響することも別の研究で明らかになっています［図6］。

運動不足は薬でおぎなうことはできません。また、生活習慣病も血圧などの数値を下げるだけでは根本的な解決にならないことはすでにお話ししたとおりです。

人生100年時代を生きる私たちにはやはり、薬以外の方策が必要なのです。

専門で細分化された医師は老化に対応できない

では、医師は人生100年時代にどんな方策をとるべきしょうか？

まず、老化は全身の問題ですから、本来なら体をひとつのシステムとして診られるようになるのが理想です。そのうえで医師は、老化の原因である生活習慣にアプローチする、薬以外の方策を考えなくてはなりません。

しかし、現状では、医師は臓器や器官ごとによって細分化された専門分野にしばられています。そのため全身の老化をしっかり診ることはできず、薬以外の方策ももちあわせていません。

老年医学を専門とする医師もいるにはいます。ただ、老年科の医師ははじめから寝たきりや介護の専門家として経験を積む場合が多いのが実情です。私のような腎臓専門医が老年医療の知識に乏しいのと同様に、老年科の医師は人間の臓器の病気を診る知識や経験を十分にはもちあわせていないのです。

ようするに私も含めた現代の医師は、人生100年時代に生きる人間の体を総合的に診る視点と素養に乏しいといわざるを得ません。全身の老化に対して、現代医療はお手上げ状態なのです。

現代医療は「マーカー偏重」

マーカーは診療や薬の効果を確かめる数値

人生100年時代にとっては、現代医療が「マーカー偏重」であることも問題です。私たちが健康診断を受けると、血圧や血糖などが数値であらわされるでしょう。この数値が「マーカー」です。マーカーは、医学や薬学の研究において診断・治療・薬に効果があったかどうかを科学的に証明できる数値です。安価でかんたんに測定できることから、医療現場では診療の評価手法として頻繁に用いられています。

私たち医師は診療の現場で、マーカーをもとに患者さんの体の状態を把握しようとします。急性疾患の可能性をおしはかり、可能性が高い人に対しては薬を出すなどの治療をおこないます。マーカーは医学研究や薬の開発にとってひじょうに使いやすい、便利な数値なのです。

ただ、**体はひとつのシステムです。本来なら全身を総合的に診て、全身の老化を抑える方策をとらなければ根本的な解決にはいたりません。**それなのに、高血圧内科に行ったら血圧値だけで評価されます。糖尿病内科に行ったら血糖値だけで評価されます。

年を重ねた体においては、血圧値や血糖値が上がるのも、筋力や認知機能が落ちるのも、老化という共通の流れで起こるあまたある現象のうちのひとつにすぎません。それにもかかわらず血圧値だけ、血糖値だけをみているのです。

このように医療がマーカー偏重となってしまうのには理由があります。医学研究や薬学研究においてマーカーは不可欠だからです。

医学研究では数万人、数十万人単位の人々の血圧や血糖の値と病気の起こる確率を調べます。薬の開発においても同様です。このデータをもとに体のメカニズムや、薬にどれほどの有意性があるかどうかを調べています。薬を使う際のガイドラインを決める材料にもなります。マーカーを基準に、医療の世界は動いているのです。

体の「機能」を評価するのは時間がかかる

しかし、マーカーですべてがわかるわけではありません。マーカーは治療や薬に効果があったかどうかはわかりますが、私たちの体の「機能」がどのような状態にあるかまでは教えてくれないのです。

たとえば、私たちが健康診断で目にするマーカーに「歩行機能」を教えてくれるものがあるでしょうか。

歩行機能は、一定の距離をどのくらいのスピードで歩くかのデータを複数人からとり、その比較をしなければ評価できません。機能を評価するには手間も時間もかかります。そのため、医療の世界はマーカー偏重なのです。

人間の体を車に置きかえて考えてみましょう。

車の走行性能を見るとき、停止した状態でみることはできません。実際に運転し、車を走らせてみてはじめて、出せる速度、加速具合、燃費、ブレーキの効きといった機能をみるはずです。

私たちの体についても同じように考えるべきです。

安静時血圧が正常値範囲内なのに、寒いところへ行くと血圧が急激に上がって脳出血を起こす人もいます。健康診断で測るような静的なデータだけに頼っていても、体の機能を正確に知ることはできません。

体の機能状態を正確に把握するには、実際に走った後の息切れ、脈や血圧の回復度合いをみる必要があります。実際に運動後の血圧上昇からの回復が悪い50歳の人は、70代で認知症のリスクが高くなることが報告されています。

重視すべきは安静時血圧ではなく、私たちが活動したときの血圧変化、環境による血圧変化です。自動車の燃費や耐久性をみるような検査が、これからは私たちの体にも必要です。人生

100年時代は、**自分の体の機能状態を定期的にみながら、それに合わせた健康維持の努力をしていくべき**なのです。

現代のマーカー偏重の医療は、たとえていうなら国語力を評価するのに漢字テストだけですませるようなものです。

漢字テストで高得点をとる人は国語力が高い可能性はあります。ただ、漢字をおぼえるのだけが得意で、国語力自体が高いわけではない場合もあるでしょう。漢字テストの点数と国語力はかならずしも相関関係にあるとは限りません。漢字を書く、正しい日本語を使う、論理的な文章を書く……。こうした総合的な国語力を測るなら、漢字テストだけでなく作文のテストもしたほうがよさそうです。

とはいえ、毎回の国語のテストでいちいち作文のテストを実施していたらどうなるでしょうか。作文は正解がひとつではありませんから、教師の採点の負担が大きくなります。それより、正解がひとつしかない漢字テストを受けさせたほうが、採点が楽ですし、他人との比較も容易です。

マーカーによる診療は、漢字テストのみの国語のテストと同じです。マーカーだとかんたんに調べることができます。マーカーが高ければそれを正常値にする薬を出すというように、診療がしやすくなります。ただ、その結果は私たちの体の機能状態を正確に反映しているわけではありません。安静時血圧は24時間のうちのほんの一瞬の数値にすぎません。空腹時血糖も同じです。この一瞬の数値でわかることはごくわずかです。

たとえば、私たちの血圧は24時間でみると絶えず上下しています。食事や運動、睡眠といった行動によって変わるのはみなさんもご存じだと思いますが、ごくささいなことでもすぐに変動します。

病院の診察室で診察の順番を待っているとき緊張していた。隣に座る人が落ち着きなく貧乏ゆすりをしているのでイライラした……。こんなことで数値が上がってしまうほど繊細なものなのです。一瞬の数値だけをみることにあまり意味のないことがおわかりいただけるでしょうか。

定点の血圧でなく24時間継時的にみていくことではじめて、その人の体の機能がどのような状態にあるかを理解できる可能性がでてくるのです。

ただ、すべての患者さん一人ひとりの体の機能を知ろうと、24時間血圧を測ったり、走らせたりして調べていくと膨大な時間がかかってしまいます。それに患者さんの機能状況を知ったところで、医師のもっている方策はいまのところ薬しかありません。薬はマーカーを下げることはできますが、人間の体の機能自体を改善、向上させることはできないのです。

それに、私たちの体には個人差があります。年齢は同じでも身長も体重もちがう。体質も生活スタイルもさまざまですから、そもそも他人と同じはずがないのです。それなのに、特定のマーカーが高ければ、判で押したようにみなが同じ薬を飲んでいる。おかしいと思いませんか？

マーカーの限界を教えてくれた患者さん

マーカーによる医療には限界があります。そのことを教えてくれる、ある患者さんの事例を紹介しましょう。

この患者さんは60代の男性。職業は会社役員です。身長179センチ、体重65キロのスマートな方です。血圧が高めで、降圧剤を処方されています。山登りが趣味で、アフリカ大陸最高峰のキリマンジャロに登るほど本格的な登山家でもあります。人間ドックで異常はみられず、薬のおかげで血圧も正常値内におさまっていました。

この患者さんがある朝、脳出血を起こしたのです。マーカーに問題はないはずなのになぜだろう。ひょっとしたら寒暖差によって血圧が急激に変動しているのかもしれない――私はそう

［図7］血圧は急激に変動しているケースもある

ある患者さん（60代男性）の血圧の変動

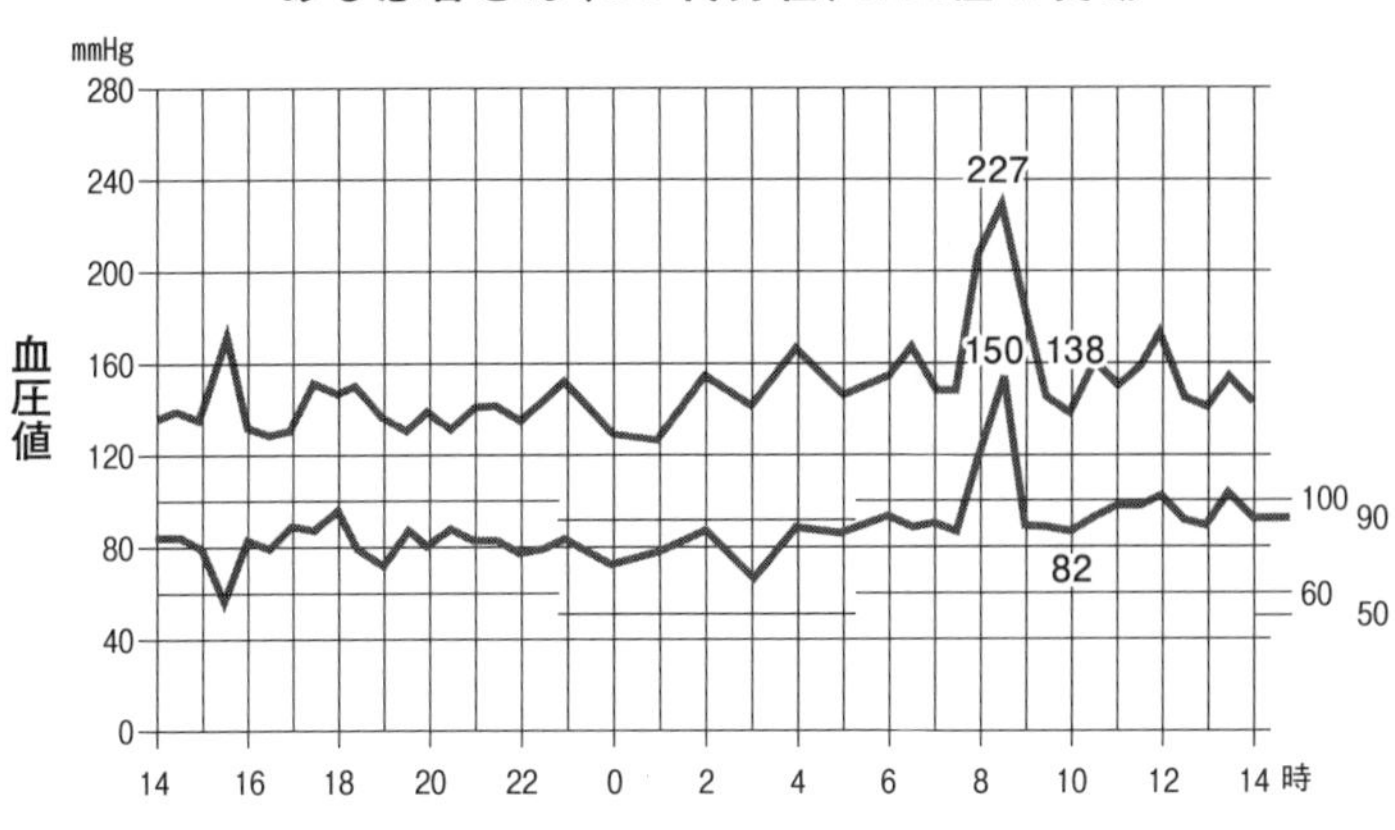

考えました。

そこで患者さんと相談して、寒さに対する耐久性テストを受けてもらうことにしました。24時間血圧計を装着し、冬の早朝に神社に散歩に行ってもらったのです。すると、びっくりするほど血圧が上昇しました。早朝安静時の収縮期血圧は１３８mmHg、拡張期血圧が82mmHgとまずまずのコントロールだったのに対し、散歩時には収縮期血圧が２２７mmHg、拡張期血圧が１５０mmHgにまで跳ね上がったのです［図7］。

早朝安静時血圧は問題のない数値でした。しかし実際には、動き回る毎日の生活では血圧の乱高下が起きており、脳出血を起こしたわけです。現代医療がいかにマーカーに頼りきっているか、私たち医師がいかに真剣に人間の体の機能状態に目を向けてこなかったか、わかったできごとでした。

こうしたテストをおこなわなければ、この患者さんには薬を追加するだけの診療がなされていたことでしょう。しかし、テストをしてみれば、この患者さんに最適な高血圧の治療は薬を追加することではないとわかります。最適なのは、冬の朝の外出をできるだけ避けるようにアドバイスすることです。私たち人間の体も、車と同じように動的な環境下での機能性テスト、耐久性テストが必要なのです。

マーカーはあくまでも「定点」であり、私たちの体の機能状況を知るには不十分。このことはぜひ知っておいてください。

薬でマーカーを下げても老化は止まらない

マーカーを薬で下げることに関しては、ほかにも問題があります。２つの例を挙げましょう。

１つめは、高血圧症の薬に関してです。

２０１７年、アメリカで高血圧の定義を変えるほどのインパクトを残す研究結果が明らかになりました。50歳以上で心血管疾患リスク（動脈硬化のために血管が狭くなり、臓器への血液の供給が不足することによって起こる病気のリスク）をもつ人に対し、薬で最高血圧を１２０mmHg以下に下げるコントロールを5年間おこなったところ、その後どれだけ長く生存できるかをあらわす「生命予後」が改善しました。「生命予後が改善」とは、「血圧を薬で下げたら、下げない人より長生きできた」という意味です。

ただし、ここで気をつけなければならないことがあります。それは「生命予後が改善した」といっても、その影響は「5年で２％」だったことです。

つまり、1万人が5年間薬を飲みつづけて、生命予後が改善する恩恵を受けた人はたった２００人。残りの９８００人にとっては、いってみれば5年間、薬の恩恵を受けることはできず、なにも変わらなかったのです。

この結果をふまえ、アメリカでは高血圧の定義が変わりました。収縮期血圧１３０mmHg、拡張期血圧80mmHg以上が高血圧症と診断されますが、収縮期血圧１２０〜１２９mmHg、拡張期血圧80mmHgでも薬を使わない降圧治療（食事療法、運動療法など）が推奨されるようになったのです。

私たちが薬を飲むとき、その薬が効くかどうかだけに目を向けがちです。しかし、先ほども申し上げたように、人間の体には個人差があり、同じ薬を飲んでも効く人がいれば効かない人もいます。たとえ薬が効いたとしても、その効果がさほど大きくなかったり、効果のあらわれる人が少なかったりします。そのことにも目を向け、薬以外の方策も模索するべきです。

2つめは、糖尿病の薬に関してです。

過去1カ月強の血糖値の平均値をあらわす「ヘモグロビンA1c」というマーカーがあります。健康診断の結果で目にしたことがある方もいるでしょう。この数値が6・5％以上だと糖尿病と診断されます。

このヘモグロビンA1cを下げる場合に使われる薬「DDP4阻害剤」が10年ほど前に開発されました。低血糖という危険な副作用のリスクが少ないため、たいへん多くの患者さんに処方されています。この薬によって、患者さんの生命予後が改善するのではないかと期待した医師は多かったのではないかと想像します。

通常、薬が開発されて10年も経てば「生命予後が改善した」「心血管疾患リスクが減った」といった論文が出てくるものです。ところがこの薬は、広く使われているにもかかわらず、そうした論文がほとんど出てこないのです。このことは、血糖値を下げることはできたけれども生命予後を改善する証拠が十分にないことを意味しているのではないか。私はそう考えています。

私は「薬がまったくの無駄だ」といいたいのではありません。脳出血してしまった男性の例からもわかるように、人によっては高い血圧を下げておいたほうが生命予後がいい場合があります。それに、ふだんの血圧が高めの人が薬で血圧を下げておけば、急激に血圧が上がるような行動を万一とってしまった場合でも、命の助かる確率が高まります。

ただ、薬はだれにでも効果のあるものではないことは、やはり知っておくべきでしょう。薬でマーカーを下げておくことは急性疾患にとっては有効です。ただ、これはあくまでも補助的な方策です。

マーカーを下げるだけなら、薬に軍配が上がります。運動は長期間つづけなければならず、効果があらわれるまでに時間がかかるからです。ただ、**薬はマーカーを下げてはくれますが、体の機能を向上させることはできませんし、老化をくい止めることはできない。**そのことを私たちは知っておかなければなりません。

実際のところ、**私たちの体の老化を遅らせることができるのは、体によい運動や食事といった日々の習慣の積み重ねしかない**のです。

私の診療スタイルを変えさせた患者さん

薬以外のアプローチがなく、患者さんと対立

私は長年、腎臓専門医として大学病院の腎臓・高血圧内科で生活習慣病の患者さんを診察してきました。なかには薬を飲むよりも、運動や食事、睡眠といった生活習慣を変えたほうが明らかに健康状態がよくなる患者さんがいることもわかっていました。

ただ、自分は薬以外になにを提供できるかと自問したとき、次の一手がないこともわかっていました。薬以外にどんなアプローチをするべきか、わからなかったのです。

医師は「患者さんのために」と思っても、口うるさくいえばいうほど、相手からは嫌がられます。病院に来たくて来る患者さんはほとんどいません。家族や会社にいわれて、しぶしぶ受診する人が大半なのです。そんな患者さんに「あれをしろ、これはするな」と命令し、薬を出すだけではうまくいきません。

「絶対に薬は飲みたくない」と頑としてゆずらない患者さんに怒ったこともありました。

「うちは〝美容院〟じゃないんだから。受診するなら薬を飲んでもらわなきゃ困ります」

その患者さんは、高血圧症でした。重症ではありませんでしたから、なるべく定型的な診察で薬を出して短時間で終わらせ、重症の人に時間をかけたい。それが私の本音でした。

いまなら「薬を飲みたくない」という患者さんの考えを尊重し、薬以外の方策を提案するのが私の役割だとわかります。安静時血圧をみるのではなく、生活習慣とそこにひそむ原因を追求し、習慣を変えるための方策をいっしょに考える。つまり、**「定点」ではなく「プロセス」の改善を重視すべき**だったのです。

しかし、薬以外の方策がなかった当時の私は、「ここは美容院じゃない」と言って彼を突き放してしまったのです。

この患者さんはその後、診察に来なくなってしまいました。私は診察に行きづまりを感じていました。

「〝みのもんた〟みたいな医者なら話を聞いてもいい」

そしてある日、ついに私の診療スタイルを変える患者さんとの出会いがやってきます。

この方も、先ほどの薬を拒否した患者さんと同じく、私の説明や指導に耳を貸さない人でした。3年ほど通って降圧剤こそ飲んでくれていたものの、肥満と喫煙についてはいくら指導しても改善しようとしません。体重は100キロ。増えもせず、減りもしない。タバコは必ず1日5~10本吸っています。

「喫煙と肥満のリスクについてはこれまで何度も説明していますよね？ 僕の話を聞かないのだったら、この5分の診察はムダかもしれません。薬を出すだけなら1分で診察は終わりますよ。5分と1分、どちらを選びますか？」

まったく生活習慣を変えようとしない患者さんにイライラした私は、ある日患者さんにこう言ってしまいました。すると患者さんはこう答えました。

「1分でいいです」

私はがっかりしてしまいました。ふつうならここで終わるところですが、その日の私はもう少し彼の気持ちを知りたいと思い、さらに粘ってこう問いかけました。

「じゃあ、あなたにとって5分話を聞く価値のある医者ってどんな医者なんですか？」

すると、彼はこう答えたのです。

「〝みのもんた〟みたいな医者ですかね」

みのもんたさんと自分はなにがちがうのか？　なぜ、みのもんたさんのような医師なら5分話を聞く価値があると思えるのか？　私は悩みました。そして、出した結論はこうです。

自分の診察を振り返ると、私は「あなたは太っている。やせないと病気になるよ」「タバコをやめないと病気になるよ」と患者さんのリスクになることを言って脅してばかりでした。患者さんが具体的になにをしたらいいのか、どうしたらやる気になるのかは考えないままでした。

一方、当時テレビの生活情報番組に登場していたみのもんたさんは、「○○を食べるとあなたもやせられる！」「健康になるためには□□をするといい」と、視聴者が思わず実践してみたくなるような「やる気」を出させる伝え方をしている。ただリスクをいって脅すのではなく、どうすればいいかの「方策」についても語っていました。

そこでわかったのです。人はリスクばかりを言われても行動を変えない。やりたくなるような気持ちになることが大事なんだ。同時に、具体的になにをしたらいいか、どうやったらつづけられるのかを知りたがっているのだ、と。

マーカーと薬だけで目の前の患者さんを変えようとしても限界があります。「馬を水辺に連れていくことはできても、水を飲ませることはできない」ということわざが示すように、本人がその気にならなければ、まわりがいくらうるさくいっても行動を変えることはできません。

では、患者さんと医師はどう向き合うべきでしょうか?

時間はかかるかもしれないけれども患者さんとじっくりコミュニケーションをとり、患者さんの性格や価値観、得意なことはなにかを共有すれば、生活習慣病の原因となる日々の習慣を変えるための方策を提案できるかもしれない。そうすれば、患者さんも生活習慣改善のモチベーションを維持でき、医療の質は結果として高まる。「薬を飲む」「飲まない」で患者さんと対立することもなくなるのではないか——。

私にとって新しい診療スタイルのヒントがみえた瞬間でした。

老化に効くのは「習慣」を軸とした健康マネジメント

「いつか地震が来る」と脅す医療からの脱却

現代医療は「こんな数値だと、いつか急性疾患になりますよ」と脅して薬を飲ませるものでした。いわば「いつか地震が来る！」と脅すだけ脅しておいて、地震の備えという方策をあたえないようなものです。

いまは、急性疾患になったとしても、助かる確率が高まっています。そのぶん、今後は長生きの結果、**誰もがなる可能性の高い認知症や寝たきりに対してどんな備えをするか**に比重をおくべきです。

これからの医療では、その備えとして有効な「薬以外の方策」、そしてその方策を「継続するための情報」を、私たち医師は提案していかなければなりません。

ただ、現代医療はいまのところ、薬以外の方策を患者さんに提案できる体制にありません。ひょっとしたら将来、人生１００年時代を生きる私たちに合った医療を提案する体制に変わるかもしれませんが、今のところその予定もなさそうです。医療体制を変えるにも、十分な議論と長い時間が必要でしょう。

しかしながら、人生１００年時代はそこまで来ています。私たちには、もうあまり時間はないのです。

主体的な健康マネジメントで人生１００年に対処する

そこで私が提案したいのが、個人による主体的な健康マネジメントです。

これまではマーカーという定点しかみずに、私たちは健康を薬でコントロールしようとしてきました。急性疾患に対応するにはそれでよかったかもしれませんが、老化する体を受け入れつつ、日常生活を送れる体力を１００年維持しなければならない私たちにとって、マーカーと薬だけでは方策として不十分です。

なぜなら、老化は「定点」ではなく「プロセス」の結果として起こるものだからです。プロセスとは、私たちが毎日おこなっている「習慣」です。**プロセスの結果である老化を遅らせるには、日々の習慣を変えるしか方法はありません。**この日々の習慣を土台とする健康マネジメントを、私たちは人生１００年時代に主体的につづけていくべきなのです。

習慣の積み重ねは、イコール「人生」であるといっていいでしょう。人生１００年を最後まで自分らしく楽しむには、日々の習慣を変えねばなりません。

日々の過ごし方を考えるには、自分が将来「どうありたいか」を思い描く必要があります。その、**将来の理想像から逆算し、老化を遅らせ、健康をできるだけ長く維持することのできる習慣を考えて継続していく**。それが人生100年時代の健康マネジメントです。

急性疾患のような突発的な病気に対しては、ぜひ医師と相談しながら適切な投薬や治療をしてください。ただ、自分の習慣がもとで生活習慣病になっている人は、薬だけにたよることはやめてみましょう。薬は対症療法にすぎず、老化の進行そのものは解決しません。

日々の習慣にアプローチし、老化をなるべく遅らせる健康マネジメントこそが、人生100年時代に対処できる唯一の方策なのです。

患者さんの気づきと習慣化を助ける「行動変容外来」

患者さん自身に方策を考えてもらう

例の〝みのもんた〟の患者さんとの会話にヒントを得た私は、新しい診療をはじめることにしました。

とはいえ、患者さんにただ方策をあたえることはしません。方策は患者さん自身に考えてもらうのです。医師から「やりなさい」と押しつけられるより、自分で考え、選択した行動のほうがつづけやすいからです。そして私は、その患者さんが考えた習慣がつづくような情報を提供し、実践と継続をサポートする。そんな診療スタイルを考えました。

そこで２０１６年に開設したのが、東京慈恵会医科大学附属病院 腎臓・高血圧内科の「行動変容外来」です。

平日は一般外来でこれまでどおり診察をおこない、隔週土曜日の午前中だけを行動変容外来にあてることにしました。この外来にいらっしゃるのは、日々の生活習慣を変えることで健康状態を取り戻せる可能性のある、いわゆる生活習慣病の患者さんです。

行動変容外来でおこなうことは、大きく次の3段階に分けられます。

第1段階「マインドを変える」
第2段階「自分を知り、どうありたいかを考える」
第3段階「自分にちょうどいいことを習慣化する」

まずはマインドを変え、自分を知ることから

最初に「マインドを変える」ことはひじょうに大切です。マインドを変えずに新しい習慣をはじめても、健康マネジメントの必要性が腹落ちしていませんから挫折しやすくなります。

マインドを変え、なぜ健康マネジメントをしなければならないかを心の底から理解したのちに生活習慣を改善すると、継続が容易になり、習慣化もスムーズになります。

19世紀に活躍したアメリカの哲学者・心理学者、ウィリアム・ジェームズの言葉とされる、次のような有名な言葉があります。

［図8］**個別の生活習慣にアプローチすると体重が減少**

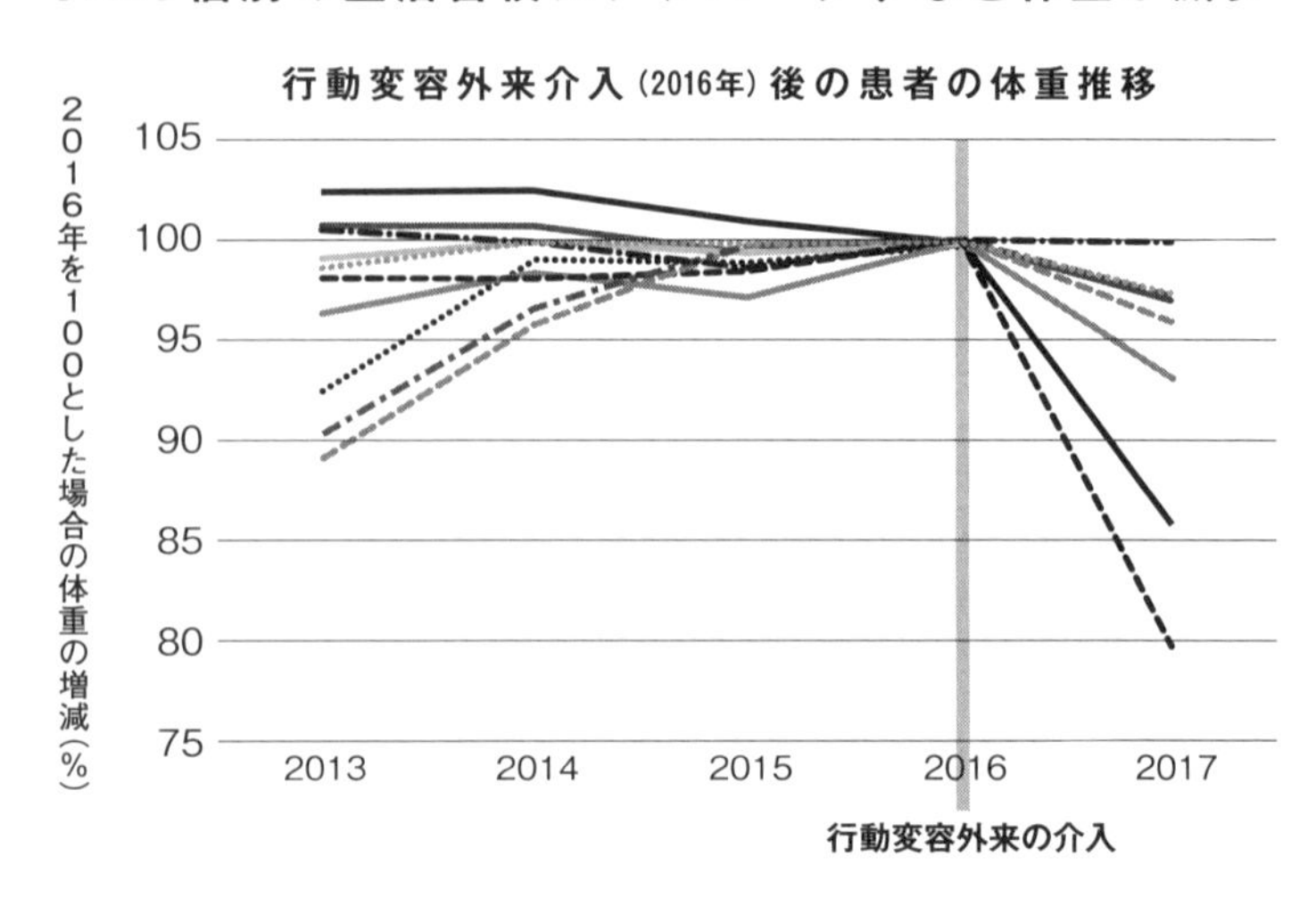

「心が変われば行動が変わる。行動が変われば習慣が変わる。習慣が変われば人格が変わる。人格が変われば運命が変わる」

この言葉も、私が行動変容外来をはじめるうえでの大きなヒントになりました。心が変わらなければ行動は変わらないのです。行動を変えたければ心から変えることです。その積み重ねが、人生100年時代を生きる私たちの命運をにぎっているのです。

マインドから変えてもらうことを意識した診療をはじめたところ、行動変容外来の患者さんも無理なく新しい生活習慣を身につけられるようになりました。これまで、私が口うるさくいっても効果がなかったのに、生活習慣の改善に成功した人が何人も出てきています［図8］。

マインドを変えてから健康マネジメントをはじめると、自己肯定感を落とさずに成功体験を積み重ねていけます。そのため、自分から生活習慣を変えたくなり、健康マネジメントをすること自体が楽しくなります。「自分の体なんだからどうなってもいい」「死ぬときは死ぬ」と思っていた自分の体に関心をもつようになり、愛着すらわいてきます。

実際の外来では、私がマインドを変える必要性を説明しつつ、患者さんには自分の体や健康状態を知る癖をつけてもらいます。ウェアラブルの血圧計やスマートウォッチなどを使って自分の健康状態を数値としてみることで、自分の体に目を向けることからはじめます。

また、看護師が中心となって、患者さんの日常生活、仕事や家庭の状況、価値観、将来どうありたいかなどのヒアリングも並行して進めます。ヒアリングは診察のたびにおこないます。ヒアリングの記録が一定期間たまると「お持ち帰りカルテ」として患者さんにフィードバックしています。患者さんは自分の状況や考え方を知ることができるだけでなく、その継時的な変化に気づくこともできるようになります。

患者さんにはアメリカで開発されたＮＥＯ‐ＦＦＩと呼ばれる性格診断テストも受けてもらいます。患者さんの性格や傾向を把握し、生活習慣改善に活かすためです。

私はこれらのデータを総合的にみながら、毎回の診察で看護師と連携して患者さんとコミュニケーションをとり、どんな課題があるか、それを解決するにはどんな治療や生活習慣の改善が必要かをいっしょに考えます。私から一方的に提案するのではなく、患者さんの価値観、宗教観、生活パターンなど生き方に関わる考え方を聞き出しながら、患者さん自身にも考えてもらいます。性格診断テストで把握した患者さんの性格や傾向をふまえて、アプローチのしかたも一人ひとり変えていきます。

「物事を計画的に考える患者さんだから、説明の際には書面を渡し、筋道立てて話そう。レコーディングダイエット（食べたものとエネルギー量を記録する方法）が向いているのではないか」「自分のペースを守りたい患者さんなので、ひと言ひと言、理解度を確かめながら説明していこう」というふうに、医師も看護師も対応を変えます。全員に同じ健康アドバイスをするのではなく、患者さん一人ひとりに合わせたコミュニケーションを心がけ、カスタマイズされた診療をおこなっているのです。

行動変容外来の成果をもとに、新しい人間ドックもスタートさせました。それが2019年4月から私が所長をつとめる慈恵医大晴海トリトンクリニックでおこなっている「ライフデザインドック」です。
日本で初めて、寝たきりの原因となるサルコペニア（筋肉量または身体能力が低下した状態）、ロコモティブシンドローム（運動器の機能が低下し、要介護や寝たきりになる危険性が高い状態）を予防する新しい人間ドックとして、さまざまなメディアで取り上げられています。

本書では、私が読者のみなさんに直接アドバイスをすることはできませんが、行動変容外来やライフデザインドックにおいて患者さんに対しておこなっていることを、読むことで理解し、無理なく実践できるように構成しています。健康マネジメントの具体的な考え方、やり方については、第3章から紹介します。

しかしその前に、なぜ私たちが健康マネジメントをするべきなのかについて、私たちをとりまく社会の変化の側面からもみてみましょう。「長生きなんてしたくない」、そんなふうに言ってもいられない時代に、私たちは足を踏み入れているのです。

第2章

健康マネジメントで人生100年を幸せに生きる

平均寿命の延びと呼応するように、

私たちをとりまく社会も変わりつつあります。

人生70年時代より長く働く必要はありそうですが、

ほどほどの健康を保っていれば、

より長く人生を楽しむことができます。

幸せな人生100年を最後まで味わいつくすためにも

私たちは長期ビジョンに立った健康マネジメントで、

その土台となる体をつくるべきです。

ますます長くなる定年後の人生をどう生きるか

健康でないと人生がつまらない

これから私たちは、「マインド」を変え、「習慣」を変え、急性疾患よりも「老化」への対応に重きをおいた健康マネジメントをしていく必要があると述べました。

ただ、健康マネジメントで老化を遅らせなければならないのは、なにも現代医療が頼りないからばかりではありません。**主体的に健康マネジメントをしなければ、単純に私たち自身の人生がつまらない、不幸なものになってしまう**からです。

私たちは全員、かならず年老いていきます。老化を完全に止めることはできません。

それでも、最低限の健康マネジメントで老化の進行をゆるやかにしておけば、いわゆる後期高齢者になっても自分の足で好きなところへ行き、趣味を楽しんだり、自分の口で好きなものを食べたりできる健康状態でいることができます。

私たちが年老いたときには、自動運転もロボットもＡＩ（人工知能）もＩｏＴ（センサーやデバイスなどのモノがインターネットとつながっていること）も日常生活に入り込んでいることでしょう。これらの技術は暮らしを便利にするだけでなく、高齢者の老化した機能をおぎない、幸せにする可能性もあります。少子高齢化の時代、高齢者は企業にとって最も重要な顧客層の一つです。テクノロジーの恩恵を受けて、高齢者のアクティビティはいまよりますます高まり、多様化していくにちがいありません。

ただ、それも健康あってのことです。人生１００年時代は急性疾患を防ぐことも大切ですが、「老化」のスピードをなるべく遅らせることが、人生を最期まで楽しむカギとなってきます。

人生１００年時代においては、働く年数より定年後の年数のほうがが長くなる可能性があります。そうなると、自分のやりたいことを好きなようにやれる健康状態を維持しておかなければ、１００年もの人生がとてつもなく退屈なものになってしまいます。せっかく時間に余裕ができても、生活習慣病で体がいうことをきかないのでは、あまりにもったいない。

寿命が20年、30年と違ってくることは、想像を絶する大きな変化です。定年後の数十年をどのようにして過ごすか、経済的な面を考えただけでも途方に暮れてしまいそうになります。

そのとき、健康という基盤がなければお金をかせぐことはできません。国民皆保険制度があるとはいえ、体調を崩したままの状態がつづけば、それにともなう出費がかさむでしょう。医療費だけでなく、交通費、病気によってできなくなったことを代行してもらう費用もかかります。働けないために収入がなく、お金は懐から出ていってしまうばかりになるのです。

延びた余生をどう過ごしたいか

人生１００年時代になると、私たちは何年働き、何年余生を送ることになるでしょうか。大学まで出て新卒で就職したとしましょう。60歳定年ならば22歳からの38年間、会社員生活を送ることになります。１００歳で亡くなるとすれば、定年後40年の余生が待っています。まさに、働く年数より定年後の人生のほうが長くなる。90歳で亡くなる場合でも、余生は30年もあります。死ぬまで働きつづけたい人を別にすれば、このあいだは年金以外の収入がないかもしれないのです。

みなさんは、この長く延びた余生をどのように過ごしますか？

人生70年時代と比べれば、当時の70歳といまの70歳の健康状態はまったく違います。もちろん、いまの70歳のほうが見た目も格段に若々しく、健康状態も良好なはずです。

私たちの祖父や祖母が70歳だったころを思い出して、いまの70歳と比べてみてください。相当なちがいを感じられるのではないでしょうか。

昔の70歳で一日中ゴルフを楽しめる人はまれでしたが、いまの70歳は余裕でコースを回れます。マラソンや水泳を習慣にしている人もいます。引退するにはまだ早い、若い人には負けていられないと、パートやアルバイトとして仕事をつづけたり、ボランティアに精を出したりする人もいるでしょう。

現役世代に仕事で体を酷使してきた人でも、なんとか無事に70歳をむかえられる人が増えています。40代、50代で急性疾患を起こし、回復した人も少なくないはずです。

こうした現状をふまえて考えてみてほしいのです。

健康維持にある程度気を配りながら70歳をむかえる人。

不摂生をつづけ、急性疾患を克服しながら70歳をむかえる人。

この二人の20年なり、30年なりの余生はそれぞれどのようなものになるかということを。

どうせ長生きするなら主体的に健康を選ぶべき

都合よく人生を終えることはできない

健康マネジメントにつとめながら70歳をむかえた人と、不摂生しつづけて70歳をむかえた人とでは、70歳前後を境にその健康状態に大きく差がついてくる。それが私の見立てです。ほどほどに食事に気を配り、ときには運動をし、健康維持に多少なりとも意識的だった人は、老化をゆるやかにできるでしょう。加齢による衰えは感じつつも、認知症や寝たきりにはならずに人生を終えられる確率が高くなります。

一方、不摂生をつづけ、ときには急性疾患を起こしながらなんとか70歳に到達した人はどうでしょう。残り20～30年で合併症を併発したり、認知症や寝たきりになったりして人生を終えるかもしれません。

人生70年時代なら、「自分の体なんだからどうなろうと勝手だ」といって、好きなようにお酒やタバコをたしなめばよかったかもしれません。80歳、90歳、ましてや100歳まで生きる人は、当時はまれだったのですから。

その感覚で、「自分はダラダラと長生きなどしたくない」「自分は80歳ぐらいで死んだっていいから、好きな酒やタバコぐらいやらせろ」と思っている人はいまでもいます。

そういう人は、ある現実から目をそむけています。

それは、**私たちはちょうどいいタイミングで都合よく人生を終えることはできない**、という現実です。

70歳ぐらいで心筋梗塞かなにかでポックリ逝くのがいいと思っていても、実際には急性疾患におそわれても死にきれず、ガクッと低下した体力のまま、病気がちの体で長生きしてしまう。健康で長生きならいいのですが、急性疾患によって弱った体で、あるいは認知症や寝たきりの体で長生きする確率のほうが高いのが、人生100年時代です。

そうなると家族にも体力的・経済的負担をかけるでしょう。それでも「自分の好きにさせろ」といえますか？　なにより、自分自身が人生を楽しめないという、ひじょうにおもしろくない状況におちいってしまうのです。

健康マネジメントで人生を味わいつくす

１００年生きうるのなら、私たちは主体的に健康を選ぶべきです。

あなたが、毎週末にゴルフをするのを楽しみにしているとしましょう。70歳で膝を痛めて歩くのがつらくなったら、死ぬまでの残り30年をどう楽しみますか？　膝が痛くてコースを歩けなくては、ゴルフはできません。

ゴルフができないことで運動量が落ち、楽しみがないからと外出もおっくうになり、人と会うことも少なくなる。そうなると筋力ばかりか認知機能まで低下し、認知症や寝たきりへとつながる可能性も出てきます。

長生きするならば寝たきりではなく、なるべく老化の下り坂をゆるやかにし、ぎりぎりまで人生を楽しみたい。いくら「いつ死んでもいい」と言葉では強がってみせても、それが私たちの本心であり、願いなのではないでしょうか。

やはりできるだけ若いうちから、とくに体に不具合のないうちから、**主体的に健康マネジメントをして将来のための最低限の備えをしておくべき**です。

私はこれまで、たくさんのがんの患者さんも診てきました。80歳でがんが発覚して余命宣告されたものの、高齢のために手術ができない場合があります。そのとき、患者さんがどんな反応をするかも目の当たりにしてきました。

「80歳まで生きられましたし、もう十分です。あと2年、余生を楽しみたいと思います」

80歳の方ならそう言うと思いますか？　残念ながら、そんなふうに達観できる方はほとんどいらっしゃらないのが実状です。

「どうにかならないんですか？　手術でも抗がん剤でもなんでもやりますから！」

こうおっしゃる方がほとんどなのです。

余命を知ると、たいていの患者さんは大きなショックを受けます。終わりが決まっていると知ると、「ダラダラと長生きなどしたくない」といっていた人もガラッと考えを変えてしまうのです。

人間はこの世に生まれた瞬間から、100％確実に死に向かって生きていきます。それは誰もが頭では理解しています。死なない人などいないのですから。ただ、いつ、どのように死ぬかについてはあまり考えないように私たちはプログラムされているのではないでしょうか。

「いま健康で、体になんの問題もない。将来の健康状態なんて、そんな先のことを考える必要はない」と思う人は多いでしょう。自分の体を考えることは、自分が死ぬときのあり方を考えることにもつながります。

自分の死について考えるのはつらいことです。私たちが自分の健康についてなかなか考えられないのは、長期ビジョンをもつと死についても思いを致さざるを得なくなり、生きること自体がむなしく、つらく思えるからかもしれません。

しかし、100年生きてしまう時代はそこまできています。それならば、**100歳まで生きる現実は受け入れ、そのかわりに最後まで自分らしく人生を楽しめるよう、私たちはそこに向かって準備をするべき**です。

誰だって、苦しい状態で何十年も生きつづけたいとは思わないはずです。選べるのなら、私たちは幸せなほうを選ぶべきです。

それに、極端なことをいえば、私たちが100歳になるころには、いまの100歳よりもっと楽しい、幸せな未来が待っているかもしれないのです。

いまは80代であっても携帯電話やパソコンを使いこなして人生を楽しんでいる健康な人がたくさんいます。私たちが高齢になるころにはＩｏＴやＡＩが日常生活に入りこみ、いまの80代よりさらに人生を楽しめている可能性があります。

そのときに寝たきりや認知症にはならない程度の健康状態を維持しておかないと、どうなるでしょうか？　せっかくの時代の恩恵も享受できなくなります。

「老後に備える」というと、ネガティブな未来に対して少しでもダメージを減らすように準備しておくような受け身な感じをもつかもしれません。

言い方を変えましょう。人生１００年時代を生きる私たちは、「**人生を最後まで自分らしく味わいつくすために健康マネジメントをする**」。そう主体的に考えてはどうでしょうか？

自分の寿命が１００歳まであると仮定したとき、将来「どうありたいか」「なにをしてすごしたいか」を考え、主体的に健康を選びとるための行動を起こすのです。

日本人は健康意識を高めなければ幸せになれない

国民皆保険制度に甘えている日本人

人生100年時代にあっては、日本人の健康意識の低さも不安要因です。日本は、世界トップレベルの平均寿命をほこる長寿大国です。ところが、健康意識は非常に低いのです。

経済協力開発機構（OECD）2011年時点での各国の主観的健康度（自分を健康だと思うかどうか）を示す調査によると、日本はOECD加盟34カ国中で「最下位」となっています［図9］。

なぜ、日本人の健康意識は低いのでしょうか。その理由の一つとして、私は「国民皆保険制度」があると考えています。

国民皆保険は1961年にスタートしました。日本では、国民健康保険など公的医療保険への加入が義務づけられています。そのおかげで、病気やケガで入院をしたり、病院にかかった

［図9］**OECD諸国の主観的健康度**

（「健康」と回答した人の割合：2011年時点）

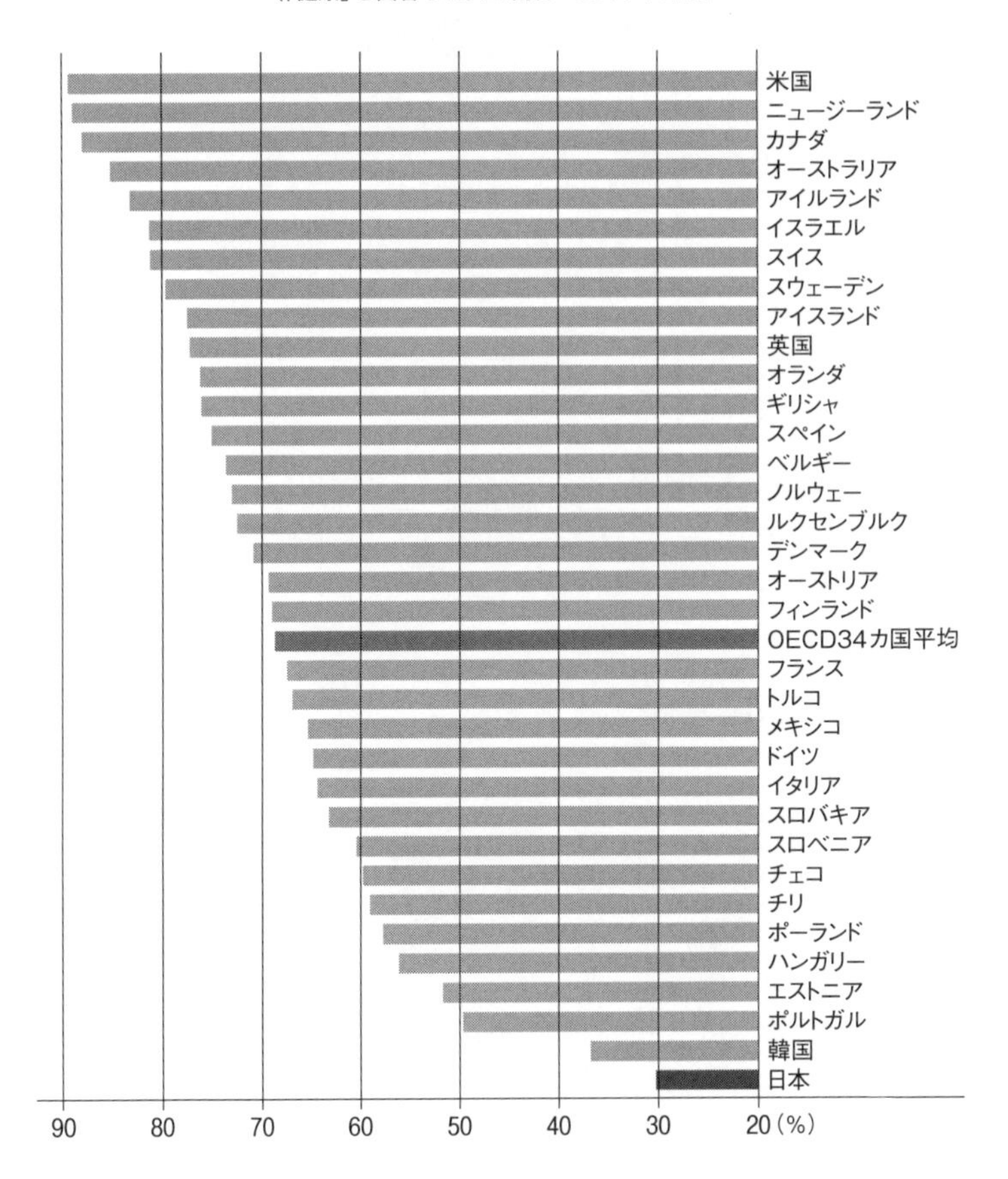

＊注：米国からオーストラリアまでの上位4カ国は、健康度を5段階に刻んで、上の3段階を健康と定義。他の国々は6段階の上3段階を健康と定義。

＊OECD「図表で見る医療2013」より三菱総合研究所作成

＊三菱総合研究所ホームページより

［図10］**国別平均寿命ランキング**

順位	国名	男女の平均寿命（歳）
1	日本	84.2
2	スイス	83.3
3	スペイン	83.1
4	オーストラリア	82.9
4	シンガポール	82.9
4	フランス	82.9
7	イタリア	82.8
7	カナダ	82.8
9	韓国	82.7
10	ノルウェー	82.5

＊WHO（世界保健機関）「世界保健統計2018」平均寿命2016年 より

りしても医療費負担は安くすみます。この制度に甘えているからこそ、私たちは風邪だといっては気軽に病院にかかり、薬をもらったり注射や点滴を打ったりできるのです。

病気やケガで仕事を休んでも、皆保険のおかげで給料がゼロになるなんてこともありません。一定程度の額が保証され、なんとか生活していくことができます。

日本と対照的なのがアメリカです。アメリカでは国も会社も健康を守ってはくれません。アメリカには国民皆保険はありませんから、病院にかかると日本とはケタ違いのお金がかかります。仕事を休めば、それは収入減に直結します。そのせいもあって、健康に気をつかっている人が日本人より多いと考えられるのです。

成果主義が導入されているため、仕事で成果を上げられなければ退職を余儀なくされる、厳しい環境に身をおいている人もいます。肥満体や喫煙者は自己管理ができない人とみなされ、職場での評価が下がります。とくにエリート層ではその傾向が顕著です。できるビジネスパーソンは健康管理ができてあたりまえ。スポーツジムに通ったり、食事に気をつけたりしてせっせと健康維持につとめています。

自分軸で生きる癖をつける

医療の現場にいると、他人になにかを決めてもらうことに抵抗がないのも、日本人の健康意識の低さに関係しているのではないかと思うことがあります。

私は腎臓専門医として、透析患者さんを診察する機会が数多くあります。

透析の開始年齢でもっとも多いのは、75歳です。ずいぶん高齢だと思いませんか？　日本では、いまや透析患者の3人に1人が75歳以上です。みなさんの家族や知人の中にも透析患者さんがいることでしょう。これは、私たちの寿命が延び、人生１００年時代に向かっているからこそ、起こっている現象です。

人生70年時代は、老化が原因で腎不全におちいるほど長生きすることはまれでした。前にも述べたように、急性疾患によって多くの人は人生を終えていたからです。

いまは急性疾患になっても命は助かるようになりました。しかし、腎臓をはじめとする臓器の機能は、加齢によって確実に老化していきます。軽い生活習慣病も、生活習慣を改善しなければ長生きと老化にともなって悪化していきます。長生きになったぶん、高齢になってから透析をはじめなければならない人が増えているわけです。

しかし、80歳や90歳の方に「透析をはじめてもいいですか?」と聞いても、高齢のために自分自身で判断できないことが多々あります。その結果、透析するか否かの判断をゆだねられるのは誰でしょうか?　そう、家族です。

透析は週3回するのがスタンダードとされています。ただ、患者さんが高齢だと、家族が透析のための通院や自宅での透析をサポートしなければなりません。家族は患者さんにかかりきりになり、家事や仕事に使う時間を取れなくなる事態が起こります。生活が破綻してしまうのです。

「週1回だけなら透析をしたい」と本人や家族が十分考えて主体的に判断できればいいでしょう。ところが、うやむやな気持ちで「透析をしない」と家族が申し出た場合、あとになって高齢の親を姥捨て山においてきたかのような自責と後悔の念にさいなまれるのです。苦渋の決断で透析の回数を減らしたり、透析にノーを示したとしても、離れて暮らす親族から「なんてかわいそうなことを！」という無責任な言葉を投げつけられると、やはり後悔してしまうのです。

このとき、世間の目や外野のヤジに左右されず、透析するか否かを決断するのに必要なことがあります。それは「自分の生き方」を決めておくことです。つまり、「自分がなにを優先して生きるのか」をはっきりさせておくのです。

私たちは身のまわりのすべてのことに全力を傾けられるわけではありません。日々こなしていかなければならない無数のタスクに対し、限りある肉体的・経済的リソースをどう振り分けていくか。優先順位を考えなければパンクしてしまうでしょう。

年老いた親の件が片づいても、自身が透析をするか否かを判断する日がいつかやってくるかもしれません。そのときに他人の基準や意見にふりまわされていては、私たちは自分の人生を生きることができませんし、幸せに生きることもできないのです。

健康マネジメントにおいても優先順位を考えてみてください。私たちは将来、どのような健康状態で、どんなふうに生きたいと考えるでしょうか？

そのためには他人軸ではなく、自分軸で本当に優先すべきことがなにかを考える癖をいまからつけておくべきです。将来「どうありたいか」をふまえた健康マネジメントで、私たちは不確実な人生を主体的に生きるべきなのです。

なぜ桂歌丸さんは酸素チューブ姿で高座にあがったか

悪化すると呼吸が苦しくなるCOPD

自分軸で考え、主体的に健康を選ぶ道を取らないと、私たちの晩年はどうなるでしょうか。人生70年の時代は生活習慣病が重症化する前に寿命をむかえていましたから、苦しんで亡くなる人もそう多くありませんでした。

しかし、人生が100年になると、生活習慣病が老化にともない悪化する可能性が高まります。寝たきりとまでいかなくとも、日常生活がままならなくなる確率は高くなるのです。

みなさんはテレビ番組「笑点」に長年出演していた、噺家の桂歌丸さんをご存じでしょう。歌丸さんは、生活習慣病が悪化し、晩年はかなりつらく苦しい思いをされたのではないかと私は想像しています。

歌丸さんは2018年7月、81歳で亡くなりました。寝たきりや認知症にこそなりませんでしたが、いわゆるピンピンコロリで亡くなったわけではありません。晩年は鼻に酸素吸入のチューブを入れて高座にあがる姿、入退院を繰り返す様子がたびたび報道されました。ご覧になった人もいらっしゃるでしょう。

歌丸さんの死因は慢性閉塞性肺疾患（COPD）、いわゆる肺気腫でした。COPDは有毒な物質を長期間にわたり吸入したことが原因となり、肺が炎症を起こす生活習慣病です。咳や痰、息切れが主な症状で、進行すると呼吸が苦しくなります。呼吸が苦しくなると、行動することがつらくなります。心臓病や糖尿病といったさまざまな合併症を引き起こすこともあります。悪化するにつれ、どんどん苦しみが増す病なのです。

この病気は、原因の90%がタバコであるといわれています。事実、歌丸さんも19歳から喫煙をはじめ、1日に約50本吸うヘビースモーカーだったと明かしています。

歌丸さんは60代の終わりに、人間ドックで医師から忠告を受けました。あなたの肺は弱っている、これ以上タバコを吸っていると取り返しのつかないことになるといわれたそうです。それでも喫煙をつづけたとご本人が語っています。

その後、70代前半で肺炎にかかり、ここで非常に苦しい経験をされたことを機にようやく禁煙を実行します。酸素の吸入をはじめたのはこれ以降のようです。

歌丸さんはこうした自身の経験をふまえ、2010年には厚生労働省の「慢性閉塞性肺疾患（COPD）の予防・早期発見に関する検討会」の委員として、COPDの経験者としての立場で活動し、COPDの怖さ、禁煙の啓発活動にも尽力されていました。

加齢にともない生活習慣病が悪化する人が増える

ヘビースモーカーの人がすべてCOPDになるわけではありません。比率としては、喫煙者の15～20%がかかる病気とされています。タバコを吸っていても、呼吸が苦しくなければそれでいいと考える人もいるでしょう。

COPDにかかったとしても、昔は酸素吸入が必要になる前に急性疾患で人生を終えていました。人生70年時代はそれですんだのです。

ところが人生80年、90年と寿命が延びていくと、生活習慣病は老化にともない悪化していきます。いまタバコをたしなんでいる人のなかでも、高齢化によってCOPDが発症・悪化する人、つらく苦しい思いをする人は増えてくるでしょう。それでも人生100年時代は死ねませんから、生きなければならないのです。鼻に酸素吸入のチューブを入れてまでも、です。

老化を完全にくい止めることはできません。ただ、生活習慣病にならないようにすることはできます。たとえなってしまっても、習慣を変えることで症状を軽減したり、それ以上の悪化を防ぐことも可能です。

健康マネジメントを意識しながら長生きするのと、苦しみながら長生きすること、あなたはどちらを選びたいでしょうか？　晩年に酸素吸入のチューブを鼻に入れながら、限界まで高座にあがり、私たちを落語で楽しませてくれた歌丸さんは、身をもって私たちにそう問いかけていたように思えてなりません。

歌丸さんはCOPDの予防・早期発見に関する検討会でこう発言されていました。

「自分の経験から言いますけれども、どうもひどい目に遭わないとやめられないですね。ただやめろ、やめろと言われても、なかなか踏ん切りがつかない。だけど、ひどい目に遭ってやめたときは、もう手遅れなんですよね」

「緊急でないが重要なこと」が未来を変える

『7つの習慣』が健康マネジメントの助けに

ここまで、主体的な健康マネジメントの必要性について述べてきました。すぐにでも健康維持のための行動をはじめたい方もいるでしょう。しかし、ちょっと待ってください。

あたりまえのことをいいますが、人生100年はとても長い期間です。どれだけ体にいいことをするか、と上をめざすより、**自分にちょうどいいことを無理なく、できるだけ長くつづけていくほうが大切です。**

私たちの時間には限りがあります。その限りある時間のなかで、なにを優先して取り組むべきか。行動の優先順位を見きわめ、優先順位の高い行動により多くの時間をさくことが必要となります。

そこで読んでいただきたいのが、スティーブン・R・コヴィー博士による世界的ベストセラー『7つの習慣』(『完訳 7つの習慣 人格主義の回復』キングベアー出版)です。「7つの習慣」を実践しつづけることによって、人間は連続した成長を遂げることができるという内容で、ビジネスパーソンの方なら一度は目にしたことがあるのではないでしょうか。

じつはそのなかの**「第3の習慣 最優先事項を優先する」**が、**人生100年時代の健康マネジメントには不可欠**なのです。まだ読んでいない人には、まずは「第3の習慣」の部分だけでも目を通してみることをおすすめします。

コヴィー博士は、人間活動は4つの領域に分類されるといいます。次頁の[図11]を見てみましょう。

意識しないと他人軸で生きてしまいがち

私たちの活動は「重要度」と「緊急度」で分けることができます。緊急度は「すぐに対応を迫られるかどうか」、重要度は「人生の目的や価値観にとって重要かどうか」を示しています。

私もそうなのですが、多くの人は第Ⅰ領域「緊急で重要なこと」や第Ⅲ領域「緊急で重要でないこと」に日々追われ、振り回されています。期限の決まっている仕事、差し迫った問題、危機への対応は第Ⅰ領域、日々の電話やメール、会議、報告書作成、無意味と思える付き合い

［図11］時間管理のマトリックス

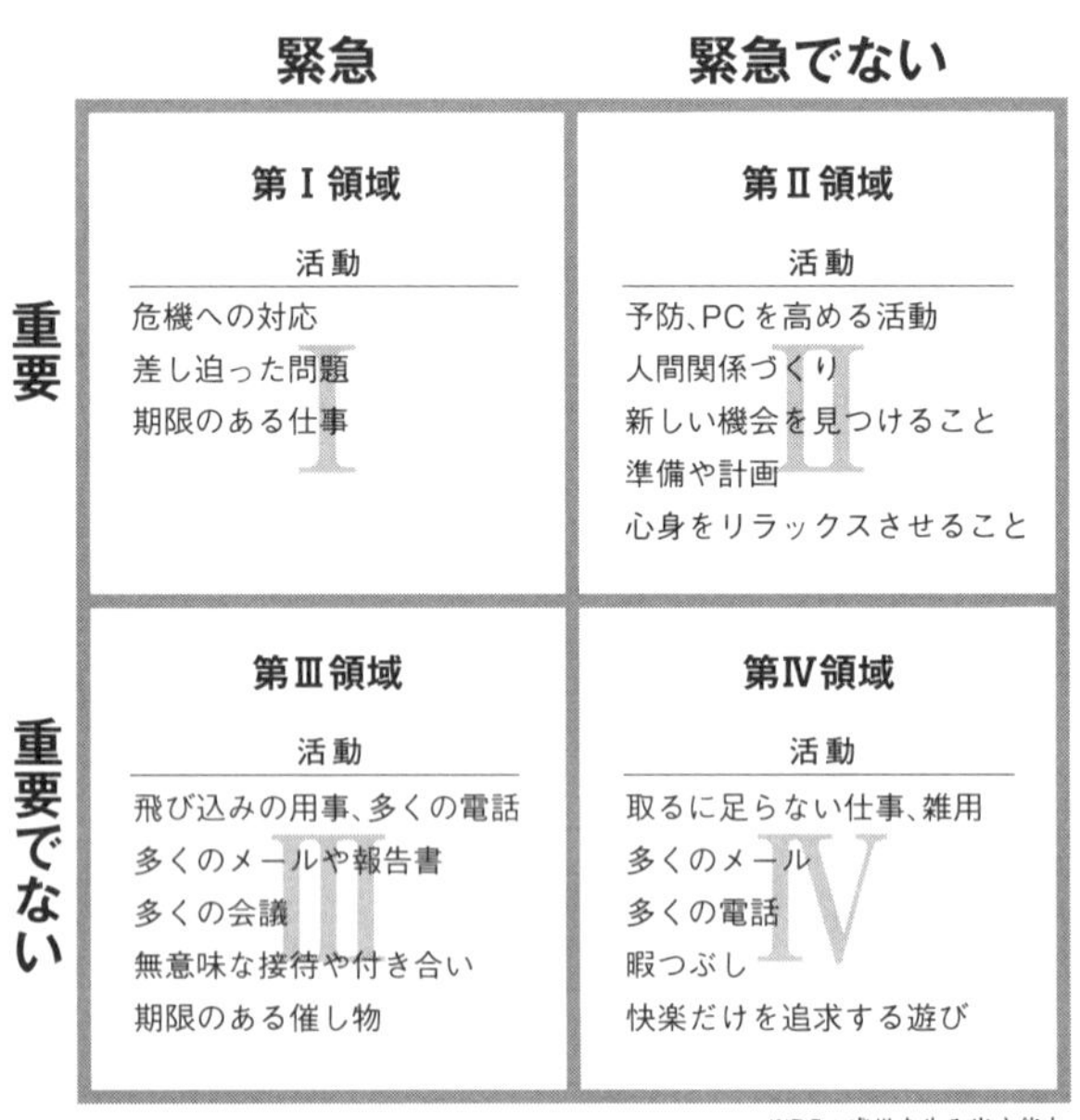

※PC：成果を生み出す能力

＊スティーブン・R・コヴィー『完訳 7つの習慣　人格主義の回復』より

などは第Ⅲ領域といえます。
「緊急で重要」なのだから、一見、第Ⅰ領域がもっともリソースをさくべき事柄に思えるかもしれません。第Ⅲ領域も、重要度でみると低いかもしれませんが、緊急度は高いから、こちらにもリソースをさいたほうがよさそうだ――。そう思い、人生が第Ⅰ領域と第Ⅲ領域に支配される人は多いでしょう。

しかし、**第Ⅰ領域や第Ⅲ領域だけに対応するのは、他人軸で生きること**なのです。第Ⅰ領域と第Ⅲ領域は人の都合に振り回される事柄のため、時間のコントロールができません。つねに忙しい状態がつづきます。**他人軸で生きていると、私たちは肉体的にもメンタル的にも疲弊していきます。**

そのため、せっかくの残ったリソースを、まるで現実逃避するように緊急度も重要度もいちばん低い第Ⅳ領域「緊急でも重要でもないこと」についやしてしまうのです。悲しいことですが、これが私たち人間の性（さが）です。

健康マネジメントは、まさに「緊急でないが重要なこと」

では、人生100年時代の健康マネジメントは、この時間管理のマトリクスのどの領域に相当するでしょうか。

第Ⅳ領域ではないはずですが、第Ⅰ領域でもありません。いますぐやらなければ死にいたるとか、明日からでも寝たきりになるという緊急の課題ではないからです。

正解は、第Ⅱ領域「緊急でないが重要なこと」です。

第Ⅱ領域は、目の前の必要性にせまられている事柄ではありませんが、中長期的な視点をもってつづけなければ成果が出ない類の事柄です。

コヴィー博士は第Ⅱ領域「緊急でないが重要なこと」の重要性を、こう説明しています。

「第Ⅱ領域は、効果的なパーソナル・マネジメントの鍵を握る領域である。この領域に入るのは、緊急ではないが重要な活動である。人間関係を育てる、自分のミッション・ステートメントを書く、長期的な計画を立てる、身体を鍛える、予防メンテナンスを怠らない、準備する。

こうした活動はやらなければいけないとはわかっていても、緊急ではないから、ついつい後回しにしてしまうことばかりだ。効果的な生き方のできる人は、これらの活動に時間をかけているのである」

つまり、**自分自身の人生を充実させ、成功させるには、第Ⅱ領域「緊急でないが重要なこと」にリソースをさきつづけなければならない**のです。

「第Ⅱ領域に使える時間をつくるには、第Ⅲ領域と第Ⅳ領域の時間を削るしかない」ともコヴィー博士はいいます。まずは第Ⅲ・Ⅳ領域を削って、第Ⅱ領域「緊急でないが重要なこと」に集中できる時間をつくる。それにともない、「第Ⅰ領域は徐々に小さくなっていく」ともいっています。

健康マネジメントは、まさに「緊急でないが重要なこと」であり、かつ誰にでもあてはまるものだというのが私の考えです。いままさに体に不調を感じているわけではないけれども、将来のことを考えるなら、いまから行動し、それを継続しなければならないのです。

「高僧」と同じ方向性をめざす

この「緊急でないが重要なこと」を体現できている人がいます。それは高名なお坊さんです。檀家ばかりでなく、社会から広く尊敬を集めている、いわゆる高僧の方々には痩せた人が多いと思いませんか。私の知るかぎり、太った方はいません。それは、どんなにつらく厳しい修行にも価値を見出し、それに耐えうる肉体と精神を長い時間をかけてつくり上げてきたプロセスの結果が、体つきにあらわれているからです。

やらなくとも誰もとがめない修行にみずから飛び込み、そこに長い年月をついやす。それはまさに、「緊急でないが重要なこと」の実践にほかなりません。

私たちはもちろん、高僧の方々と同じレベルのストイックさをもって健康マネジメントをする必要はありません。それでは長続きしないことは必定です。

ただ、健康マネジメントという「緊急でないが重要なこと」を長期間つづけるという方向性においては、高僧の方々と同じなのです。

私たちは、**自分の体や健康に関しては、つい後回しにしてしまいがち**です。なぜなら、私たちには日々やるべきことがたくさんあるからです。やってもやっても終わらない仕事、家事、育児……。これらに比べると、健康マネジメントは緊急性のある、差しせまった課題ではないと思われてもしかたのない面があります。

ただ、これからは人生が100年になるのです。自分に厳しい生き方を100年貫けるほど、私たちの肉体や精神は強靭ではありません。

体は100年使いつづける必要があります。古くなったからと車を新車に買い換えるように、老化したからといって体を換えることはできないのです。**私たちは人生の終わりをむかえるその日まで、自分の体とつきあっていかなければならない**のです。

「ちょっと血圧は高めだけど、病院に行けと言われたわけじゃないから」
「残業つづきで疲れているけど、健康診断でも問題なかったし、このままいけるだろう」

このように特別の不調を感じていないいまだからこそ、健康マネジメントをはじめる価値があります。

いまはよくても、仕事をリタイアした後に大きく体調を崩しては、なんのために長年働きつづけてきたかわかりません。体の不調をかかえ、リタイア後の楽しみも味わえない状態で、30

［図12］人生100年時代の健康マネジメントは
いかに健康寿命を延ばすかがカギ！

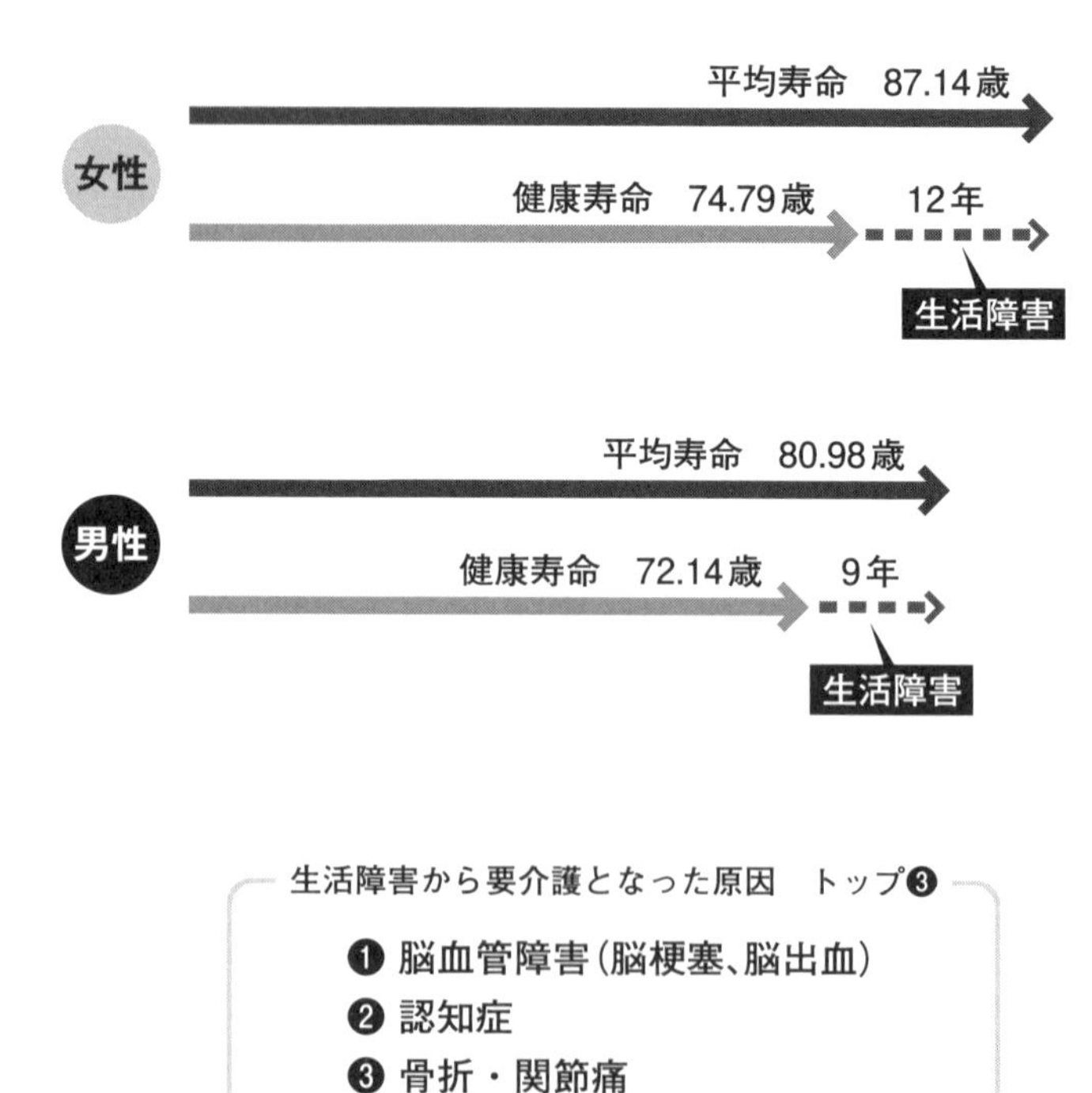

生活障害から要介護となった原因　トップ❸

❶ 脳血管障害（脳梗塞、脳出血）
❷ 認知症
❸ 骨折・関節痛

年、40年もの長い時間を生きたくはないでしょう。

そう考えるとやはり、**私たちは病気になる前の段階、つまり未病段階のいまから習慣を変えていく必要があります。**それが、人生100年時代の健康マネジメントなのです。

100年もあればいろいろなことができる

「長生きなんてしたくない」と思う人は、長生き自体を人生の目的のようにとらえていないでしょうか？　あるいは、シワだらけで背中の曲がった、いかにも「老人然」とした人物を思い浮かべ、あんなふうになってまで生きたくない、と思っているのかもしれません。

ただ、くりかえしになりますが、いまの70歳と昔の70歳はちがうのです。平均してみれば、見た目は若々しく、健康状態もはるかに上をいきます。ピンピンコロリでいえば、「ピンピン」の状態を長く保ちやすい時代になっているのはたしかです。

長生きそのものは、人生を味わいつくすための「手段」でしかありません。「長生き＝老いた体にむち打ちながらダラダラと生きる」ではなく、**100年もの長い時間、自分の体をつかってどう生きるのか、なにをしたいのか**を私たちは考えるべきです。人生100年時代に主体的に向き合う方法としては、老化を抑え、病気になる前から生活習慣にアプローチする健康マネジメントがひじょうに有効です。

健康な体と１００年もの時間があれば、私たちはいろいろなことにチャレンジできると思いませんか？　そう考えると、人生１００年時代はけっして憂鬱な時代などではありません。むしろ幸せな時代だ。そう考えることができると思うのですが、いかがでしょうか。

第3章

健康マネジメントの第1段階「マインドを変える」

健康マネジメントをはじめるときは、

まず「マインド」から変えましょう。

マインドを変えないまま、

いきなり新しい健康法に手を出すから長続きせず、

習慣化もできないのです。

マインドを変えるためのキーワードは、

「アセットマネジメント」「自己肯定感」

「緊急でないが重要なこと」です。

健康マネジメントは「アセットマネジメント」

マインドから変わらないとつづかない

第3章ではいよいよ、健康マネジメントの第1段階「マインドを変える」に入ります。
健康維持につとめなければならないことは、だれもがわかっています。しかし、それが長続きしないから困っているわけです。とりあえず体にいいことをはじめたけれども、つづけられない。行動変容外来に来る患者さんもそうですし、読者のみなさんも同じ悩みをかかえているのではないでしょうか。

なぜ、つづけることができないのか？　私にいわせれば、それは「マインド」が変わっていないからです。

第1章でも紹介した、ウィリアム・ジェームズの言葉をここでもう一度くりかえしましょう。
「心が変われば行動が変わる。行動が変われば習慣が変わる。習慣が変われば人格が変わる。

人格が変われば運命が変わる」

人生100年もの長期にわたる健康マネジメントを成功させるには、**まずマインドを変えることからはじめる**必要があります。マインドを変えて、健康マネジメントの必要性を腹落ちさせれば、無理なく、自然とつづけていくことができるはずです。

体は時間をかけてつくられた「財産」

健康マネジメントの必要性を心底理解するために、まずは自分の体や健康のとらえ方を変えましょう。

体は「財産」、健康マネジメントは「アセットマネジメント」ととらえてください。

体は「財産」というのはイメージしやすいでしょう。自分の体を、自分の貯金や有価証券、土地、持ち家などを総合した「財産」と同じように考えるのです。

財産はその種類がなんであれ、一瞬にして形成できるものではありません。地道に貯金をつづけ、貯めたお金をもとに株や不動産を買う。そうした投資のくりかえしによって財産は増えていきます。買ったり売ったりの資産運用を地道につづけながら、長い時間をかけて形成されるものです。

体も同じです。いまのあなたの体は、一朝一夕につくられたものではないはずです。この世に生を受けてからこれまで、毎日の運動や食事、睡眠などの習慣によって、長い時間をかけてつくりあげられたものです。日々のこうした習慣は、「**体をつくるための投資**」といいかえることもできるでしょう。

学生時代にスポーツをつづけてきた人は人並み以上の体力をもっているでしょうし、日々自炊している人は風邪にかかりにくい体になっているかもしれません。それは、スポーツや食事といった「投資」を継続してきたからこそ手に入った「財産」です。

毎日不摂生をして体力を使い果たしたり、添加物だらけの加工食品ばかりを食べたりしてできあがってきた体、これもまた、あなたの「財産」なのです。

健康マネジメントは全方位でがんばらない

そんな「財産」を増やすための健康マネジメントは、「アセットマネジメント」であると考えてください。「アセットマネジメント」とは財産の管理・運用を請け負うことなのですが、健康マネジメントに引きつけていうなら、「**自分自身が、自分の体という財産を主体的に管理・運用していく**」ということです。その際、もっとも気をつけなければいけないのが、「**自分の得意なものと苦手なものを認識し、優先順位をつけて投資をしていくこと**」です。

たとえば、Aさんの財産のほとんどが株で形成されたとしましょう。Aさんは株式投資が得意なのです。一方で不動産のことはあまりわからず、苦手意識をもっています。興味ももてないので、これまで手を出さずにきた経緯があります。

これからさらに財産を増やしたいと考えたAさんは、どんな投資をするといいでしょう?

私にいわせれば、Aさんに不動産を勉強してみたい気持ちがあるなら別ですが、不得意かつ興味ももてないのなら不動産に手を出すのは得策ではないと思います。たとえ大きな儲けは期待できなくとも、得意な株式投資をコツコツつづけるのがよさそうですし、長続きしそうです。これまで形成した財産を維持しつつ、少しずつ財産を増やしていく。それが賢明でしょう。

急ぎで大金が必要なわけではないし、仕事があり、食うに困らない月々の定期収入もある。家族が生活していくには十分です。財産を増やそうとやみくもに全方位でがんばって疲弊するより、自分の得意分野と不得意分野を認識し、得意分野のほうで無理なく投資をつづけていく。

これが「アセットマネジメント」の基本です。

私たちはこの「アセットマネジメント」を、健康マネジメントにも応用するべきなのです。

自分のいまの健康状態、向き不向き、好き嫌い、価値観、生き方……これらを無視してテレビでみた健康法に飛びつくから、せっかくはじめようと決心した「体にいい習慣」がつづかないのです。

自分に合ったやり方のほうが継続できる

じつは私たちは、資産形成以外でもアセットマネジメントを無意識にやっています。「受験勉強」がその好例です。この場合、「財産」にあたるのは「学力」です。

大学受験においては、全科目でまんべんなく高得点を取らなければ合格できない大学もあれば、特定の科目だけ点数を取れば合格できる大学もあります。

東大に入りたいなら、受験科目のすべてにおいて高得点を上げなければ話にならないでしょう。

希望する大学の受験科目が英語と小論文だけなら、英語と国語に注力し、あとは小論文対策をがんばれば合格できそうです。その場合、なにも全科目を全力でがんばって疲弊してしまう必要はありません。これが受験勉強における、アセットマネジメント的な考え方です。

健康マネジメントも同じように考えてみるとつづけやすくなります。冷静に考えてみれば、私たちはなにもオリンピック選手になりたいわけではありません。**人生100年を楽しく生きるための健康状態を維持できればいい**はずです。

運動は有酸素運動を1日1時間以上。減塩した薄味で野菜が多めの食事を毎日、30品目を意識してとる。テレビ番組であれを食べろ、これはダメといっていた。タバコと酒も×。こんなふうに、**すべてを実践する必要はない**のです。

人にはそれぞれに合った健康マネジメントがあります。同じ40歳男性でも、仕事やライフスタイル、家庭環境はみなちがいます。それによって必要とする体力も食事も変わってきます。同じ健康法でも、効果の出る人とそうでない人がいます。それなのに、私たちはテレビやインターネット、雑誌にあふれかえる健康関連の情報に振り回されすぎです。

自分に合ったやり方を考えずに、全方位で健康マネジメントに取り組もうとしてしまうのは、受験に2科目しか必要のない大学をめざしている子どもに対して「全科目全力で勉強してなんとしても東大へ行け」というのと同じだと早く気づくべきです。

健康マネジメントはアセットマネジメントである。そう考えれば、運動にしても食事にしても、無理をすることはなくなるでしょう。**自分の傾向を知り、自分に合うやり方を考えたほうが、効果がありますし、無理なくつづけられる**はずです。

「自分は営業職だから、どうしてもクライアントとの会食は避けられない。けれども、食べる量、飲む量はいつもの80％程度を意識してみよう」
「私は食べたり飲んだりするのは好きだから食事制限はやりたくない。かわりに休日に15分ランニングすることからはじめようか」

こんな感じで十分です。自分を追いこむと継続がむずかしくなります。

健康維持のために新しい習慣をはじめることは大切ですが、それを無理なくつづけることがもっと大切なのです。

極論すれば、せっかく考えた生活習慣が三日坊主になってもかまいません。三日坊主を1年間に100回やってみればいいのです。そうすれば体にいい習慣を300回実践したことになります。それは大きな達成であり、財産です。いろいろと試すことで、好きな方法や嫌いな方法、向き不向きがあることもわかってきます。自分に合うやり方がわかっただけで進歩があった、と考えればいいのです。はじめから高みをめざしてはいけません。

「自己肯定感」が低いから習慣化に失敗する

自己肯定感は習慣化に不可欠

次に知っていただきたいのもマインドを変えるための考え方です。それは、**「自己肯定感」を損なわないようにする**ことです。自己肯定感は健康マネジメントの習慣化にあたって不可欠なものだからです。

ここ数年、自己肯定感という言葉を頻繁に耳にするようになりました。自己肯定感とは、ありのままの自分を肯定し、認める感情のことです。優れたところばかりでなく、自分の弱い部分を認め、ゆるすことができるのも、自己肯定感にとって大切な要素です。

日本人は、この自己肯定感が他国の人と比べて低いといわれています。国立青少年教育振興機構の調査には、日本の若者の自己肯定感の低さが顕著にあらわれています［図13］。

［図13］日本の若者は自己肯定感が低い

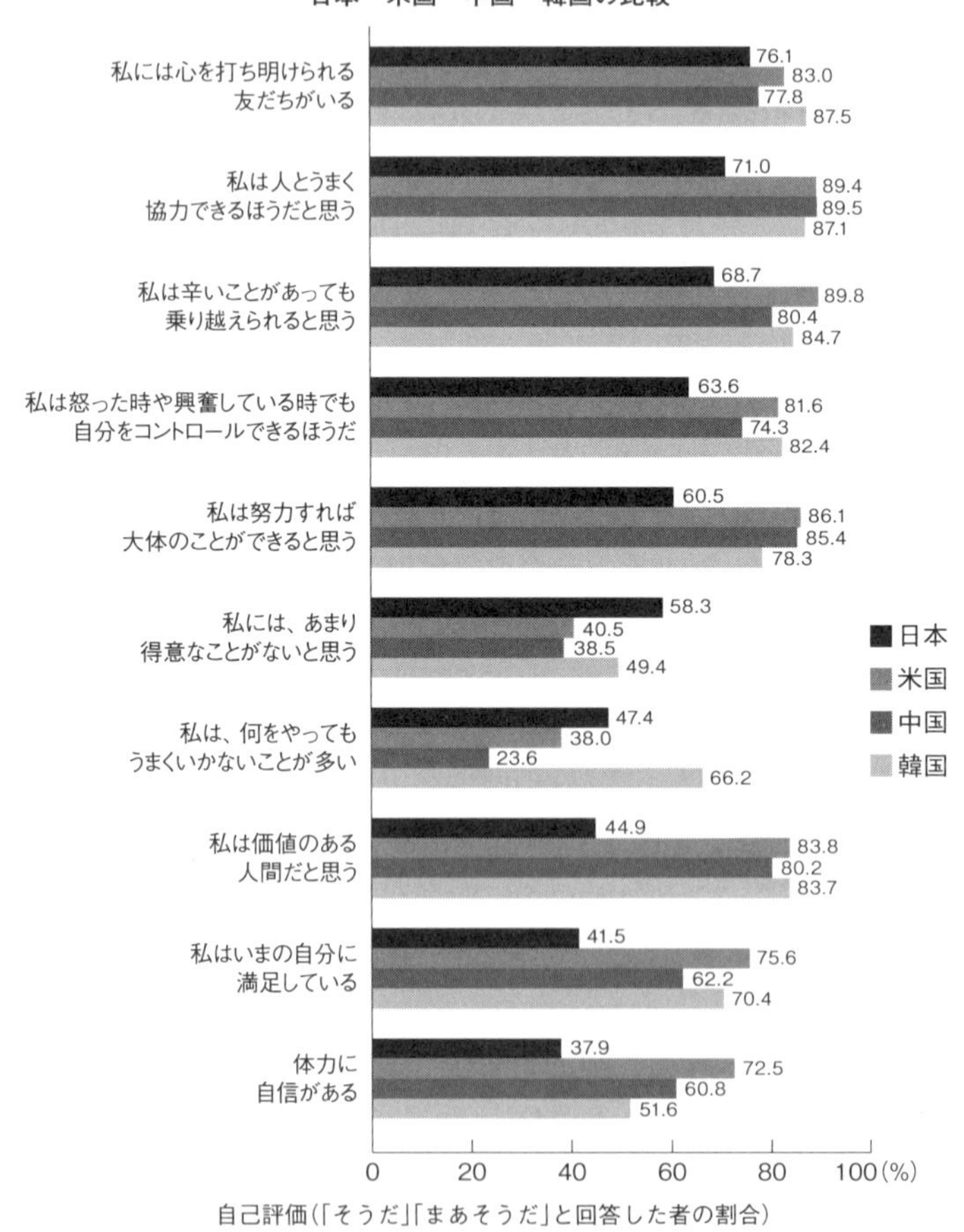

＊「高校生の心と体の健康に関する意識調査報告書――日本・米国・中国・韓国の比較」(国立青少年教育振興機構 平成30年)より

自己肯定感が欠けていると、私たちはいくら体にいい習慣を考えても習慣化させることはできません。ある程度は自分のあり方を評価し、存在意義や価値を肯定できなければ、いくら良い行動でも身につかないのです。

考えてもみてください。自分を大切な存在だと思えないのに、どうして自分の体のためになる習慣を身につけたい、これまでの習慣を変えたいと心底思えるでしょうか、行動できるでしょうか？

自分を大切な存在だと思うからこそ、自分の体を大切にする行動を選び取れるのです。自己肯定感がなければ健康マネジメントはできず、継続もできないというのは、ごくシンプルなロジックなのです。

自己肯定感を損なわないことが習慣化成功のカギ

健康マネジメントに自己肯定感は不可欠。そのことを実感させてくれた患者さんの例をお話ししましょう。

その患者さんは仕事をやめて実家に引きこもって暮らしていた、いわゆるニートでした。体重は１５０キロに届かんとしており、予想どおり、かなりの高血圧。まぎれもない生活習慣病です。健康状態を心配したご家族が行動変容外来に連れてきたのでした。

生活習慣を変えて適正体重をめざすため、まずは毎日体重計にのってみることをすすめました。ところが、この患者さんはいくらいっても体重を測ってこようとしません。そこで私は、毎日必ずおこなう生活習慣とセットにすれば体重測定を習慣づけられるかもしれないと考えました。

「歯磨きのときに体重計にのるようにしたらどうだろう」。そう思い、彼に提案しました。すると彼はこう答えたのです。「先生、自分は歯を磨きません」

自分の歯も磨けないような、自分を大切にできない人にはなかなかよい生活習慣を身につけることはできません。

結局、この患者さんの行動変容はうまくいきませんでした。本人が健康マネジメントの必要性をまったく感じていませんし、なにより自己肯定感が低いのです。自分を大切な存在だと思えないから、自分の体重を知ろうとしないし、歯も磨かないのです。

実際、自己肯定感が低い人は、それが高い人よりメタボリック症候群の確率が3倍高く、中性脂肪の値も6倍高いという研究結果があります。

逆にいえば、運動の習慣化や食事制限で失敗したとしても、たいていの人は毎日のように風呂に入り、歯を磨き、身なりを整えているでしょう。そんなことはあたりまえだと思うかもしれませんが、私にいわせれば、それはその人に少なからず自己肯定感がある証拠です。

日常生活において最低限の身なりを整える習慣がある人は、体によい行動を習慣化できる可能性が十分にあります。自分はダメだとあきらめないでください。その自己肯定感を意識し、できるだけ損なわず、維持していくこと。これが習慣化成功のカギとなります。

自己肯定感を保つ❶ 自分を客観視する

「時間軸」「空間軸」を変えてみる

自己肯定感を損なわず、維持していく方法はいくつかあります。本書では6つ、ご紹介します。

まず1つめは「**自分を客観視する**」ことです。

自分を客観視するためには、自分自身を距離をおいて見つめ、「自分」という存在をあらためて知ることが重要です。自分がどんな人間かわからなければ、自分を大切な存在であると客観的に認識することはできないからです。


「自分はこういう人間なのか」

「なかなかいいところがあるじゃないか」

「自分のこういう性格は大切にしていこう」


そんなふうに考えることで、はじめて自己肯定感を維持できるし、高めていくことができるのです。

「自分自身から距離をおく」「自分という存在をあらためて知る」と口で言うのはかんたんですが、やってみるとなかなかむずかしいのも事実です。コツをお教えしましょう。

有効なのは、「**時間軸**」「**空間軸**」**を変えて自分をながめてみる**ことです〔図14〕。

たとえば、あなたが健康維持のために、エスカレーターをやめて階段を使っているとします。

［図14］**時間軸・空間軸を変えて自分をながめてみる**

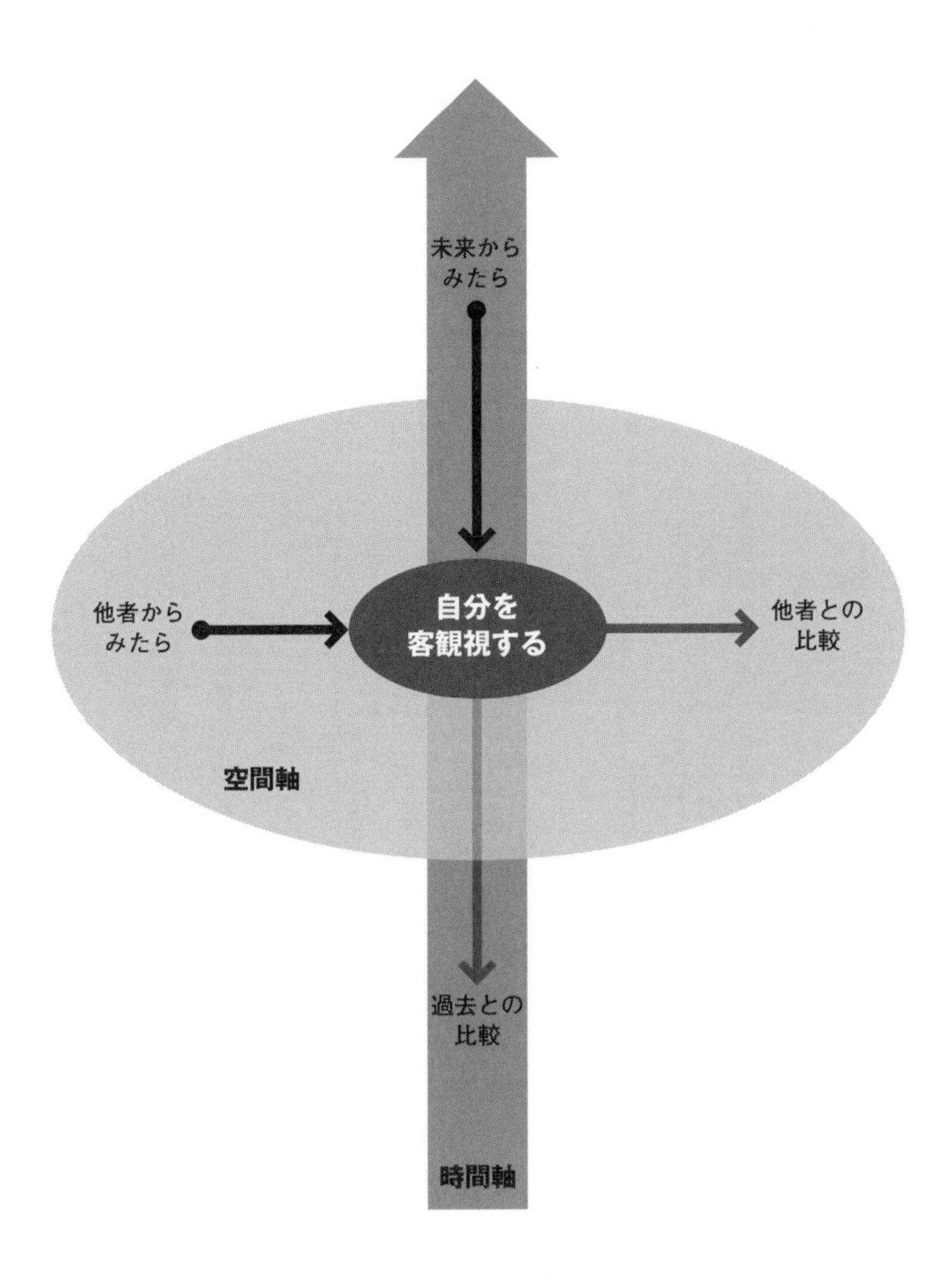

同じことを同年代の友人がどれくらいやっているか。こう考えることは、「空間軸」を変えることで自分を客観視する方法です。

あるいは、10年後の自分が今の45歳の自分に健康面でアドバイスするとしたら、と考えてみる。これは「時間軸」を変えて自分を客観視する方法です。

自分から距離をおいて自分をみるには「尺度」が必要です。その尺度として時間や空間を利用するわけです。私も、この方法を行動変容外来で患者さんの診察に応用しています。

「この高血圧は、あなたにどんなメッセージを送ろうとしていると思いますか？」

「あなたが医者なら、いまの自分になんと言いますか？」

と、こんな具合です。

そうすると患者さんは、自然に自分の体や将来のことに目を向けるようになります。医師が「高血圧だと心筋梗塞を引き起こす可能性もあるから、薬をちゃんと飲まなきゃ」と言うより、よほど効果があります。それは、**自分を客観的に見つめ直すことで、自分を大切にしなければと思いはじめる**からです。

行動変容外来の患者さんのなかには、「あなたが医者だったら、いまの自分になんとアドバイスしますか」と問いかけると、滔々と自説を述べる人がいます。そういう人に「いまおっしゃったことをやってみましょうよ」とうながすと、どういっても変わらなかった人が生活習慣改善に取り組みはじめます。客観的に自分をみることで、自己肯定感は上げることができるのです。

運動や食事に関する自分の傾向を書き出す

こんなふうに自分を客観視するコツがわかったら、健康マネジメントにとって重要な要素である運動や食事にかんして、自分にどんな傾向があるかをより深く探ってみてください。

たとえば、食事は1日に2回も3回もおこなう、人間にとって不可欠な行為です。しかも、それを一生つづけていかなければなりません。

ただ、毎日のことですから、一回一回の食事についてあらためて考える人はなかなかいないでしょう。それでも、自分にちょうどいい、無理のない健康マネジメントを考えるにあたっては、一度でいいから自分の食事について深く知ろうとしてみてください。

過食しやすい人なら、自分はどういうときに食べたいと思うのかを書き出してみてください。お腹がすいているときばかりではないと気づくはずです。

イライラしているときほどスナック菓子の袋をあけてしまう人もいるでしょう。とくにお腹がすいていなくても、ＤＶＤで映画を観るときには手持ち無沙汰を解消するために何かつまみたい人もいるかもしれません。そんな自分の食事における癖を、どんどん書き出してみるのです。

その結果を踏まえて、「おやつ禁止」「スナック菓子禁止」の決まりをつくろうといいたいのではありません。自分の食事の傾向を知る。それが重要なのです。

自分の食事について知ることで、これまで無意識にやってきた「食事」に対する意識づけがなされます。これをやっておくと、自分が過食をしているときに、紙に書き出したことを思い出したりするようになります。自分を客観視できるようになるのです。

たとえば、親にネグレクト（無視）されて育った人のなかには、自己肯定感をなかなかもてない人がいます。私の患者さんに、若くして糖尿病だった女性がいました。治療もしていないし、薬も飲んでいないという。彼女に「まわりは心配してるんじゃないですか？　この状態は子どものころからですか？」と聞いたところ、それだけで泣きだしてしまったのです。自己肯定感が極端に低かった彼女でしたが、私たちの診療によって治療に取り組みはじめました。他者の視点を通して自分自身を初めて客観的にみられるようになり、自己肯定感が上がったからです。

自分の食事や過食の傾向をあらためて知ることにも同じ効果があります。**いままで自分のなかで無視されていた自分の行為に目を向けることが、自己肯定感の向上や維持につながるのです。**

自己肯定感を保つ❷　自分の「好き」に落としこむ

刺激に対する行動には選択の幅がある

自分を客観視するには「刺激と選択」について考えることも効果があります。「刺激に対する行動には選択の幅がある」。これが、人間と動物のちがう点です。動物は大きな音（刺激）を出せば逃げるというように、刺激に対する行動がある程度決まっています。

ところが人間は、ある刺激に対する行動が人によってちがいます。刺激に対する行動には選択の幅があるのです。

たとえば、暴力という刺激を受けた人はどう行動するでしょうか。殴り返す、逃げる、泣くなど、人によって異なるでしょう。これを、自分の生活習慣を見直すときに応用するのです。会社で嫌なことがあったとします。この刺激に対して、あなたはどんな行動を選択しているでしょうか。思い出してみてください。仕事をさぼる、お菓子をドカ食いする、ふて寝する、ますます仕事をがんばる……さまざまな行動があり得ると思いますが、どの行動をとるかは人によりけりです。

行動の選択基準は「善悪」「損得」「好き嫌い」

私たちが行動を選択するにあたっては、３つの基準があることもおぼえておいてください。「善悪」「損得」「好き嫌い」です。このなかでもっとも優位、つまり私たちの行動にいちばん影響を及ぼすのは「好き嫌い」です。

もちろん、私たちはいい大人ですから善悪も気にします。しかし、好きなもののためなら、悪かどうかギリギリの境目にある行動なら思い切ってやってしまうこともあります。自分にとっては損になるかもしれないことでも、好きなもののためならやはり実行してしまう人もいるでしょう。

この、刺激に対する行動には選択の幅があること、選択の基準としては「好き嫌い」が優位であることを、健康マネジメントにも生かしていきましょう。

いくら体にいいとされていることでも、私たちは「嫌い」よりは「好き」に落としこんでいかないと行動できませんし、つづきません。

健康マネジメントも、なるべく**自分の「好き」な行動を習慣に落としこむ**、という視点で考えます。そうすれば、「健康のために無理している」「嫌な行動をとっている」という感情がわかず、自己肯定感を損なうことがなくなります。

自分の「好き」な行動を決めるためにも、自分が運動や食事に関してどんな傾向をもっているかを客観的にみて知っておくことが重要になります。

どんな行動ならつづけられそうか。どんな刺激を自分にあたえれば習慣化が容易になりそうか。

こんな視点をもって、習慣化したい行動を考えていきます。

自己肯定感を保つ❸ 自分を甘やかす

「自分に優しく人に優しい」をめざそう

「自分を甘やかす」ことも、自己肯定感を保つのに有効です。

次頁の4象限図［図15］をみてください。人間は、おおまかにいって4種類に分けられます。

たいていの人は「自分に厳しく人に厳しい」か「自分に厳しく人に優しい」を理想の自分として掲げたいと考えます。本心では、「自分に優しく人に優しい」が一番いいけれども、いくらなんでもそんな生き方は無理だと思うかもしれません。

しかし、私が人生100年時代にすすめたいのは、「自分に優しく人に優しい」自分をめざすことです。意外でしょうか？　理由を説明しましょう。

人生100年時代には、長期間にわたって自分の健康をマネジメントしていくことが必要で

［図15］「自分／人に 優しい／厳しい」の４象限図

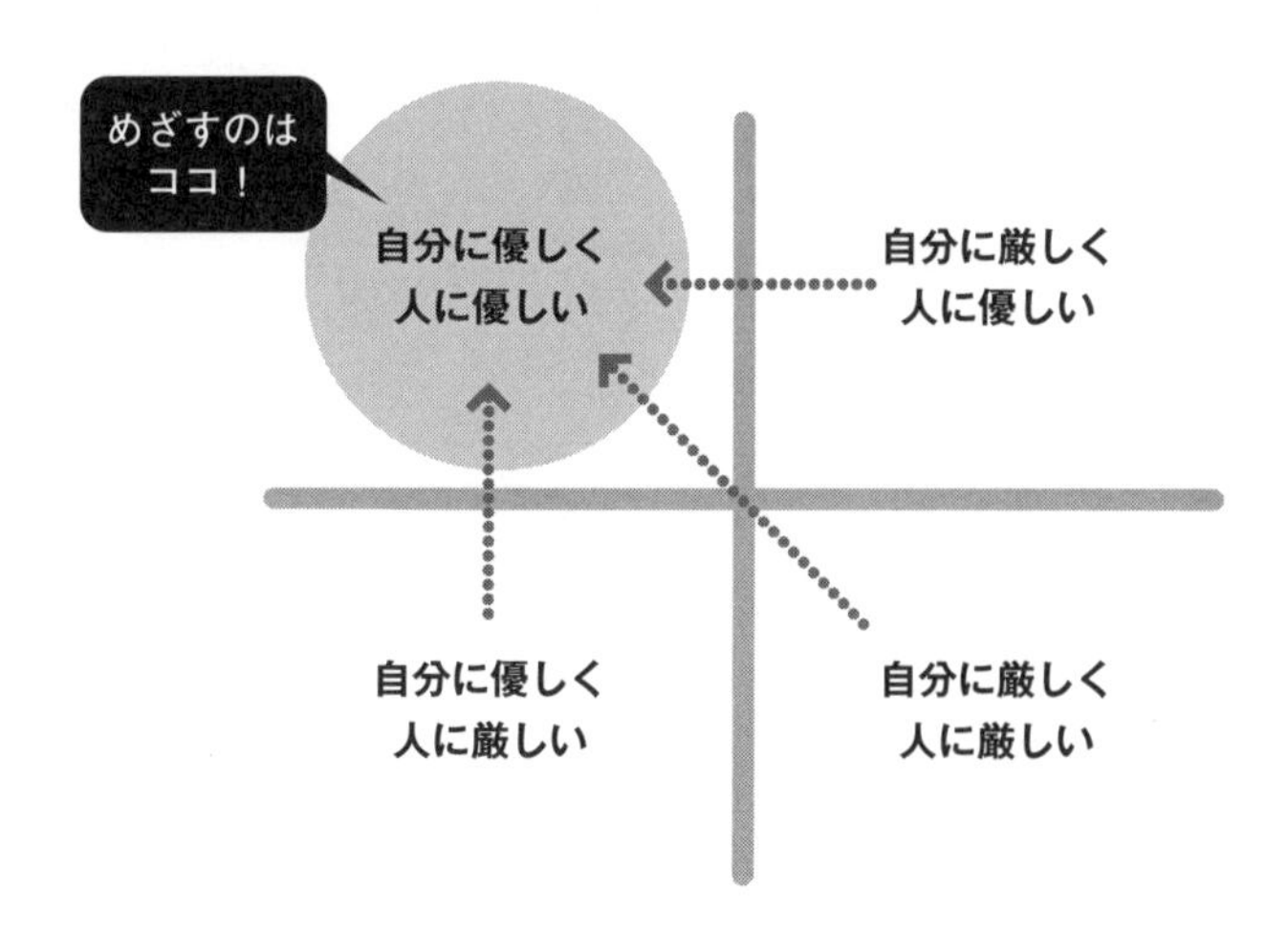

す。それは、晩年に寝たきりや認知症になることなく、老化のスピードをなるべく遅らせて、自分の足で歩き、自分の口で食べられるようにするためです。そんな体があれば、最後まで自分の好きな仕事や趣味をつづけられますし、「ここまで生きてきた甲斐があった」と思えるからです。

そんな状況をつくるためには、第2章でお話をした**「緊急でなく重要なこと」を、長い時間をかけてこつこつ積み上げていくことが必要**です。それは、「緊急でなく重要なこと」の優先順位を上げていくことを意味します。

その場合、自分の存在を肯定し、大切に思い、自分に優しい行動をとっていかなくてはなりません。と同時に、他人にも優しくする。自分に優しくしておきながら、人に厳しくしては嫌われてしまいますし、人から優しくしてもらうこともできません。

人生は100年もあります。そんなに長期間の無理はつづきませんから、自分にちょうどよい目標を設定し、自分に優しくしておいたほうがいい。自分に優しくないと、とても100年なんて生きつづけることはできない。そう思いませんか。

自分の体は自分でいたわらなければ

いくら体にいいからといって、ストイックな生活習慣で長年自分をがんじがらめにしておくのはつらいことです。たまには好きなお菓子を食べたりして、自分を甘やかすこともしなければやってられない。それが本音でしょう。私もそうです。

他人のために無理などせず、自分の時間を生きましょう。他人には優しくしますが、自分にも積極的に優しくしましょう。たまには自分を甘やかしてもよいのです。

せっかくの体にいい行動も、「無理をしている」「自分らしくない」と感じるものであれば、いくら体によくても習慣化しません。自分を甘やかしながら、自己肯定感を損なわずに習慣化にもっていくことです。

自分に優しく人に優しく。

これは、寿命が延び、働き方が社会全体で大きく変わろうとしている今の時代にマッチする考え方だと私は思っています。ポジティブに楽観的に生きるほうが、人生１００年時代には合っています。単純に寿命が20年、30年と延びてきたわけですから、日々衰えゆく体を自分でいたわっていかなければ毎日がきつくなります。

それに、昔とちがい、高齢者だからといって無条件に敬い、大切にされる世の中でもありません。働けば働くほど月給の上がっていった昔とも違います。仕事の量は格段に増えたのに、家事の量は変わりません。男性と同じように働く女性もますます増えていきます。みんな、高齢者に優しく接してくれるほどの余裕がなくなってきているのです。

自分で自分の体を考えなくて、誰が考えてくれるでしょう？

人生１００年時代は自分に優しく、ポジティブでないと生きていけないとおぼえておいてください。

自己肯定感を保つ4 自分でなく「人のせい」にする

ネガティブなものに「名前」をつける

健康マネジメントで失敗する人がおちいりがちなことがあります。それは、失敗したことを自分の意志の弱さと結びつけ、自分を責めることです。

失敗したときに自分のせい、自分の意志のせいにしてはいけません。

では、どうするか?

どんどん「人のせい」にしましょう。

自分の失敗を人のせいにするなんて、と思われるかもしれませんが、「自分は意志が弱いから……」といって習慣化がうまくいきますか? そんなことはないはずです。どんどん人のせいにしてください。

「人のせい」にするやり方はかんたんです。

まず、失敗やさぼりといったネガティブなものに「名前」をつけます。私の場合は、失敗したことや嫌な出来事に「ジャック」という名前をつけています。論文が査読に通らなくても、取材で1時間もしゃべったのに話を理解してもらえなかったとしても、「ジャック来ちゃったな」「ジャックが来たからしかたないな」と、すべてジャックのせいにしてやり過ごす。ネガティブなことを考えるのは、それでおしまいにする。これだけです。

どんなにがんばってもうまくいかなかったり、さぼりたくなったりすることは誰しもあります。そのとき「やっぱり自分はダメだ」といちいち思っていては、自己肯定感はどんどん損なわれていってしまいます。せっかくあったやる気も消えてしまいますし、習慣化しかけていた行動もとぎれてしまう。じつにもったいないことです。

うまくいったことやいい習慣を大切にするためにも、**ネガティブなことには名前をつけて放っておく**。考えすぎない。これが「人のせい」にするやり方です。

娘を「晴れ女」として育てた私

迷ったり悩んだりすることがあったら、肯定的に物事を明るく見るほうが正しいと考えてください。

悪いことがつづくと、私たちは「自分ばかり嫌な目にあう」「なぜよりによってこのタイミングで？」などと思いがちです。いいことも悪いことも、みんなにひとしく起こっているはずなのに、悪いことが重なると、人はネガティブなほうに考えてしまいがちです。

だからこそ、**肯定的に明るい目で物事をみることを心がける**ぐらいがちょうどいいのです。

私自身、けっして明るい性格とはいえません。それでも、自己肯定感やポジティブな見方は大切なものだと折にふれ意識するようにしています。自分の子どももなるべくポジティブに育てようと考えてきました。

女性のなかには「私、雨女なので」とすぐにいう人がいます。ですから、私は娘が生まれたとき、「娘を晴れ女にしよう」と教育方針を立てました。自分の影響が及ばない範囲のことを心配したり、必要以上に自分を責めたりするようなネガティブな感情にとらわれない子であってほしいと思ったからです。

彼女もすでに小さな女の子ではなくなりましたが、ポジティブな娘に育ちました。いまでも自分を晴れ女だと思っています。家族で出かけるときに雨の予報が出ていて、「ちょっとがんばってみてよ」と私がいうと、「わかった。やってみる」といってくれますし、晴れていたら

「君のおかげだよ、ありがとう」と伝えるようにしてきました。

娘が「晴れ女」だろうが「雨女」だろうが、きっと私たち家族が出かけるときの天気の確率に影響はないでしょう。それでも、娘が自分を「雨女」と思うか「晴れ女」と思うかで、彼女のものの見方、ひいては人生に対する見方、生き方はまちがいなく変わると思うのです。

健康マネジメントも同じです。ネガティブな自責の念は自己肯定感にとってはなんのいい影響も及ぼしません。**ネガティブな感情は捨ててしまってください。**物事のよい面をみるほうが、健康マネジメントはうまくいきますし、人生も楽しくなります。

自己肯定感を保つ❺「子育て」するように自分をみる

部下の面倒をみるつもりで自分に接する

健康マネジメントは、会社のマネジメントとかなり近いといえます。ビジネスパーソンの読者の方なら、このイメージがしっくりくるかもしれません。

健康マネジメントがうまくいかないときは、そのうまくいかなかった「結果」を自分のなかで責めてはいけません。**がんばろうとした「プロセス」を認めて解決策を考える**のです。プロセスでなく結果のみにフォーカスすると、自分が嫌になってしまいます。

会社のマネジメントに置き換えれば、あなたの部下が失敗したときに「お前、失敗しただろ！」と結果を責めたとします。これは非常に感じが悪い。言うほうも言われるほうも後味が悪いものです。このとき、結果でなくプロセスにフォーカスすると、嫌な感じが薄まります。「それは話をする相手がまちがってたね。あの会社のキーパーソンは○○さんだから、今度からそちらに話をもっていこうか」

結果ではなく、プロセスをふまえてアドバイスするだけでだいぶ印象が変わってきます。うまくいかなかったときには、結果の成否より、そのときのプロセスに目を向けるのです。

会社とちがい、健康マネジメントにおいては**自分で自分をマネジメントする**視点が必要になります。あなた自身が自分の上司であり、部下です。失敗したときに「どうして自分は失敗したんだ」「ダメな人間だ」と責めるだけではなんの解決にもなりません。「やり方を間違えたんだな。週3回じゃなく、週1回からはじめてみよう」「ジャックが来ちゃったからしかたないよ」、自分の行動もそんなふうにみてあげます。

新しい生活習慣をはじめたら、「はじめることがまずは大事だ。いいね」。3日つづいたけれども4日目にさぼってしまったら、「いままでまったくやってなかったのに3日もつづいたじゃないか。またはじめればいいいさ」と褒めて、なだめて、つづけていくのです。エレベーターとエスカレーターをやめて階段にしてみたら思ったよりきつかったなら、「下りのときだけ階段」にするのです。どんどん自分を甘やかしてください。

高いハードルは自己肯定感を下げる

子どものいる人は、健康マネジメントを「自分に対する子育て」と考えてみるのも、自己肯定感を落とさないコツです。

自分の体を「自分の子ども」だと考えましょう。ストイックにやりすぎたり、できないときにネガティブな言葉ばかり投げかけたりしていては、子どもはひねくれた性格になってしまいます。**ある程度距離をとって、愛情をもって見守るイメージで、自分の健康を育てていくのです。**

このとき、見守りつつも干渉しすぎないことが肝心です。はじめのうちはうまくできなかったり、失敗したりしても、イライラせずに見守ってあげましょう。希望を聞いて、やりたいようにやらせてあげましょう。やる気がゼロなわけではありませんから、自分の心の声に耳をすませて、それにしたがってあげるのも大事です。うまくいかなくても、努力しようとした事実、チャレンジしたプロセスを認めてあげます。

高いハードルをつくらないことも重要です。

高いハードルは、失敗したときに自己肯定感を下げてしまいます。はじめから高いハードルを設定して、「がんばろう」という気持ち自体をくじいてしまっては元も子もありません。高いハードルを設定したいのをぐっと我慢して、低いハードルからはじめましょう。まずは低いハードルで成功体験を積み、それがつづいたらハードルを徐々に上げていけばいいのです。

子どもには厳しいばかりではダメで、ときには甘えさせてあげることも必要です。毎日アイスクリームを食べるのは、虫歯になるし、太るし、さすがによくない行為でしょう。でも「一生アイスクリーム禁止！」ではおもしろくない。今日は夏祭りだからアイスは食べていい。学校で先生にほめられたからアイスを買ってもいい。それでいいではないですか。

どうでしょう？　健康マネジメントは、考えれば考えるほど子育てに近いと思えてくるのではないでしょうか。

喫煙は自分の子どもにタバコを吸わせるのと同じ

自分の体を「自分の子ども」と考えるのは、自分を客観視することにもつながります。自分の愛する子どもを、わざわざ傷つけたい人はいないでしょう。

しかし、タバコを吸う人は、喫煙を「自分の子どもを傷つけるのと同じ」ととらえることができていません。１日10本、年間３０００本以上のタバコを吸ったときの、子どもがこうむる受動喫煙の害は、子どもに年間10本タバコを吸わせるのと同じです。それをイメージできないからタバコをやめられないのです。自分がタバコを吸っているそばで、子どもがタバコに火をつけたらあわてて止めるでしょう？　その視点が欠けているのです。

子どものたとえがピンとこない人は、自分の体を「愛車」と考えるのもいいでしょう。車は、古くなったり調子が悪くなったりしたら買い換えられる点が自分の体とは異なりますが、客観視するという点ではこちらのほうがわかりやすいかもしれません。

自分でメンテナンスをし、ワックスをかけて大切にしている愛車に、「ストレスがたまっているから」と自分で傷をつける人はいないでしょう。しかし、体によくない習慣をつづけるのは、愛車に自分で傷をつけるのと同じことなのです。自分を客観視できておらず、自己肯定感も低いからです。

人生を旅にたとえるなら、自分の体は旅の足となる愛車です。人生を終えるその日まで、どんなふうに旅はつづいていくでしょうか？　途中で土砂降りにあったり、道路事情が悪いところも出てくるでしょう。同乗者には誰がいますか？　車の窓からみえる景色はどうでしょうか？

そんなふうに自分の体を客観視できれば、健康マネジメントもしやすくなるのです。

自己肯定感を保つ❻　「自分にちょうどいいこと」をやる

私たちはもうすでに十分がんばっている

日本人が一年のうちで、もっとも体重が増える時期をご存じですか？　ゴールデンウィークです。

仕事が数日間休みになり、反動で太ってしまうわけです。逆にいうと、私たちはそれだけ職場で無理をしている、体に負担をかけているのです。

私たちはもうすでに、十分がんばっている。本書を通して、私はそのことをみなさんに知ってほしいと考えています。

私たちはなにもオリンピックをめざして健康マネジメントをするわけではありません。オリンピックに出たいのなら、運動も食事も全方位で完璧をめざさなければなりませんが、私たちにその必要はありません。**自分の生活に合わせて、無理のない習慣を選び、それを維持していく。**それは誰のためでもなく、自分のためです。

健康マネジメントは、人によって相性があります。ある人にとって効果のある習慣が、自分にも有効とはかぎらないのです。

「平均値の人間」は存在しない

私たちは健康診断を受けると、自分の数値が正常値内におさまっているかばかりを気にしてしまいがちです。しかしそれは、数値の見方がまちがっています。くわしくは第4章で説明しますが、たとえ正常値内であっても、高めより低めのほうが体にいい場合があります。正常値内に入っていても、もともと低かった人が継時的にみて上がってきているのであれば、老化が進んでいる可能性が高いととらえるべきなのです。

若いときから小太りで健康診断でも問題のない人が、年をとっても体重が変わらないのはよいことです。ただし、若いころは痩せていて、それほど食べる量も変わっていないのに脂肪がついてきているのなら代謝が落ちています。老化が進んでいる可能性が高いと考えるべきです。

何十万人もの平均値をあてにするのではなく、**自分にとってちょうどいい体重は？　自分に必要な体力はどの程度なのか？　と自分軸の視点をもつ**ようにしてください。

私たち医師は何十万人もの膨大なデータを調べ、そこから導き出された結果によって薬を出したり、治療をしたりしています。

しかし、よくよく考えれば、「平均値の人間」は存在しないのです。人間の体は個人差が大きく、育った環境、価値観、生活スタイル、職業、すべてが異なります。ですから、「健康のためにはこれ！」と万人に当てはまるようにいうのはおかしいのです。**「自分にちょうどいいこと」がなにかを考え、それを選びとる**べきです。

前にもお話しした、高齢になってから透析をはじめる患者さんの話も同じです。透析は、病院で受ける血液透析であれば週3回が標準ですが、杓子定規に言われたとおりにする必要はありません。その人の人生なのですから。患者さんの年齢、余命、ご家族の使える時間などを考えて、どこに軸足を置くか、自分で決めることができます。全方位で完璧をめざせば、本人もまわりもすり減るばかりです。

90歳で透析をはじめた患者さんなら、病院に通うだけでも大変です。透析のために入院すれば、家族の負担は楽になる代わりに、家族と過ごす時間はほとんどなくなります。それは、90歳の患者さんやご家族にとって幸せなことでしょうか。

世間体や医療のスタンダードなどではなく、自分や家族に合うことを現実的に考え、最終的にどんな治療を選択するかを決める。それが「生き方」です。それぞれが「自分にちょうどいいこと」を考えていくべきです。

健康マネジメントは「生き方」

健康マネジメントも「生き方」にかかわるものですから、人それぞれでいいはずです。

将来、寝たきりや認知症にならないようにしたい、最後まで自分の足で歩いて、自分の口で食事をとれるようにしたいという目標ならば、ストイックすぎない健康マネジメントで十分です。80歳になってもゴルフができる体がほしいなら、それに合わせた健康マネジメントを考えてください。それが「生き方」であり、「自分にちょうどいいこと」です。

たとえば、あなたがエレベーターとエスカレーターを使うことを一切やめて、すべて階段を使うと決めたとします。すんなり習慣化できる人もいるでしょうが、自分の息切れや体力の衰えを必要以上に意識してしまったり、疲れてしまったりして、かえってネガティブな気分になってしまう人もいるかもしれません。

健康によさそうな習慣であっても、ネガティブな感情を引き起こしてしまうようなら、階段の昇り降りにこだわりつづける必要はありません。その習慣には執着せず、捨ててしまってください。もっとあなたに向いた、ポジティブに取り組める習慣があるはずです。

自分らしく、かつポジティブに取り組める習慣を主体的に選び取ってください。あなたの「生き方」にかかわる健康マネジメントなのですから。

病気の治療にしても、健康マネジメントにしても、これからは自分で決めなければ幸せになれません。健康マネジメントは主体的かつ自律的であるべきなのです。

なにもかも人からあたえられ、それにストレスを感じてしまうより、自分で決めるほうが幸せを感じないでしょうか？　その幸せな感じは、あなたが自分の時間を生きているあかしなのです。

第4章

健康マネジメントの第2段階「自分を知り、どうありたいかを考える」

「マインドを変える」ことに成功したら、

健康マネジメントの第2段階

「自分を知り、どうありたいかを考える」に入ります。

健康診断の結果やスマートウォッチなどを活用して

自分の体に関するデータを集めていきましょう。

体がいまどんな状態にあるかを把握し、

10年後、20年後の自分の目標を設定していきます。

個別・連続的・動的データを集める

健康診断の結果を捨てない

前章では、健康マネジメントをおこなうための第1段階「マインドを変える」必要性を述べてきました。ここからは、実際に健康にいい習慣を考え、継続していくための方法を紹介します。

私がこれから紹介するのは、「これさえやれば健康になる」といった具体的な健康法ではありません。**どんな習慣を考えつづけていくかは、あなたの職業やライフスタイル、性格などに合わせて、あなた自身が決めていく必要があります。**あなたが、自分が将来どうありたいかを考え、それに合わせたやり方をおこなわなければ意味がないからです。

1万人いれば1万通りの健康マネジメントがあります。そのため、「これだけやっておけば大丈夫」と特定の健康法をすすめることはできないのです。

健康マネジメントの第2段階「自分を知り、どうありたいかを考える」は、とにもかくにも、自分のいまの体の状態を把握してからでないとはじまりません。自分の現状を知らなければ、自分にどんな運動や食事が必要かわからないからです。

まず、自分の体に関する「個別データ」「連続的データ」「動的データ」を集めましょう。会社の健康診断の結果は捨てたりせず、とっておきます。健診結果をスマホで撮って持ち歩くのもいいでしょう。

動的データの蓄積から「機能」がわかる

健康診断の結果は「静的」なデータですので、「動的」なデータも集めます。たとえば歩行速度、握力などです。これは血圧や血糖のようなマーカーとは異なり、私たちの**体の「機能」をあらわす動的なデータ**です。たとえば歩行速度は、筋力や心肺機能がどれくらいかによって変わってくる数値だからです。

歩行速度を知るには、自宅から最寄駅までの距離を測り、それをどれくらいの時間をかけて歩いているかを知ることで算出できます。もちろん、最寄駅から会社までの歩行速度でもかまいません。これを毎日つづけると（連続的）、去年より歩行速度が落ちているとか、この3年間まったく変わっていないというように、自分の体の機能や老化度を知ることもできるようになります。

握力は大人になるとなかなか測る機会がないかもしれませんが、ジムや病院で測れるようなら定期的に測ってみましょう。

血糖を気軽に測ることはできませんが、血圧や心拍数（脈拍）も毎日、時間帯を決めて測ってみてください。早朝や就寝前の安静時血圧だけでなく、運動の前に1回、運動が終わった後に回復度をみるために1回、と測るのもいいでしょう。血圧計があれば心拍数も同時に測れると思いますので、ふだんの血圧と心拍数がどれくらいかを把握しておきましょう。継続すると、自分の血圧の変動の傾向がわかってきます。

歩行速度や握力で「寿命」がわかる

歩行速度や握力を把握しておくと、自分の寿命がわかるといったら驚かれるでしょうか。握力がある人はない人に比べ、心筋梗塞や脳梗塞、呼吸器の病気、肺炎、骨折で亡くなるリスクがいずれも半分ほどに下がることが研究で明らかになっています。

歩行も心肺機能、筋力、平衡感覚を総動員する機能ですので、寿命とおおいに関係があります。歩行速度はだいたい30〜40代をピークにして少しずつ下がっていくようですから、自分の歩行速度を日頃から把握しておくと、自分がどれくらい老化しているかが感覚的にわかります。

次頁の［図16］をみると、２００７年と２０１７年とでは、男女とも、いずれの年代でも歩行速度が上がっていることがわかります。いま、私たちの寿命がどんどん延びていることを考えれば納得のデータです。

血圧や心拍数の変化からは、認知症のリスクを読みとることができます。

年をとると、運動して上がった血圧や心拍数がなかなか元に戻らない人が出てきます。こういう方は70代、80代になってから認知症になる確率が高いため、注意しましょう。

運動をすると血流量を増やすため、血圧や心拍数が上がるのは人間の生理現象です。ところが、毛細血管の密度や機能が落ちていると、一度上がった血圧や心拍数が元に戻らなくなります。毛細血管が老化によって減るときは、体の一部分だけで減るのではなく全体的に減っていきますから、脳の血管の密度や機能も落ち、結果として認知症になるのではないかと私は考えています。こういう人は、運動をして毛細血管を増やすほうがいいのです。血圧や心拍数をこまめに測っておくだけで、これだけのことがわかるのです。

［図16］歩行速度はいずれの年代でも伸びている

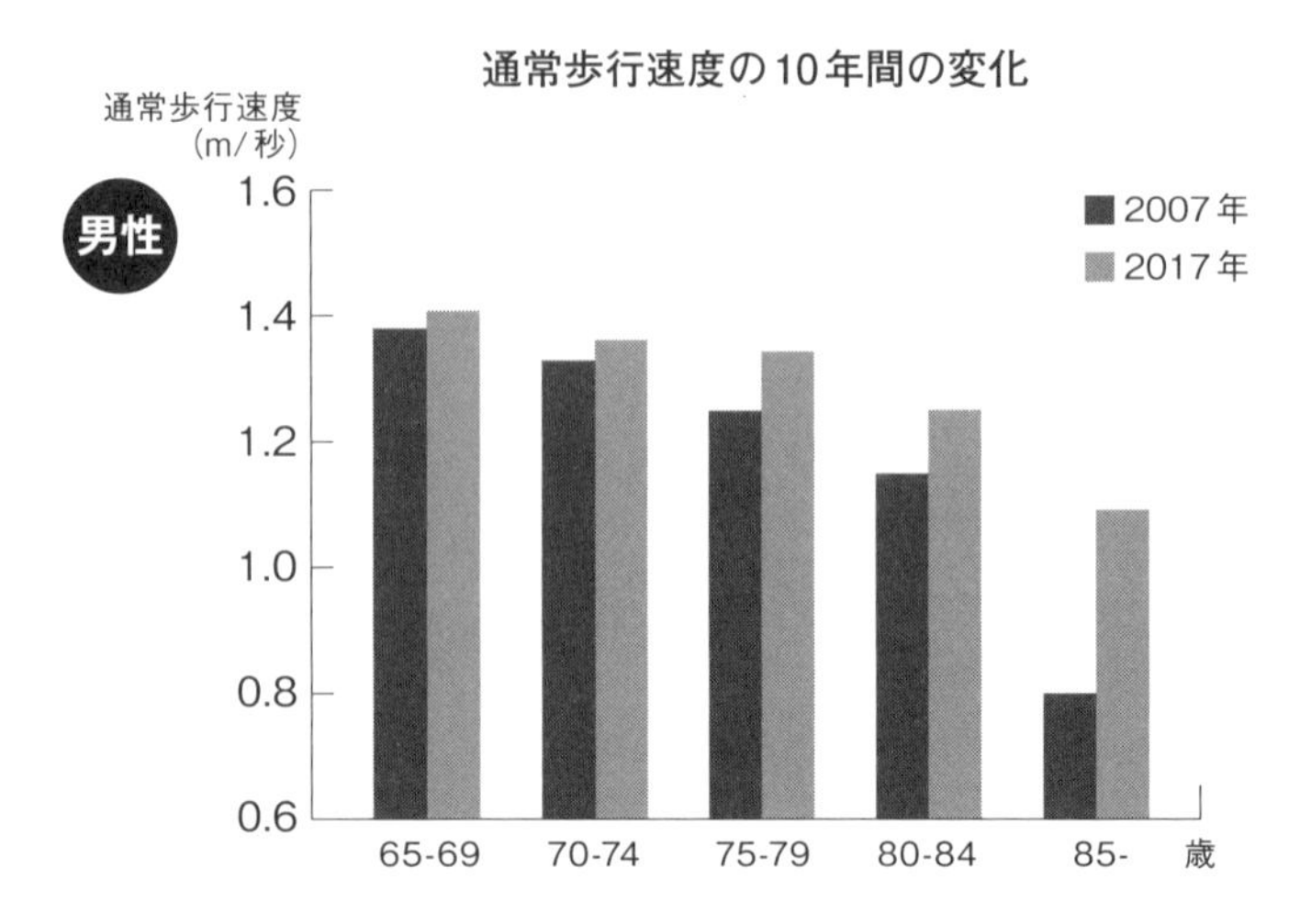

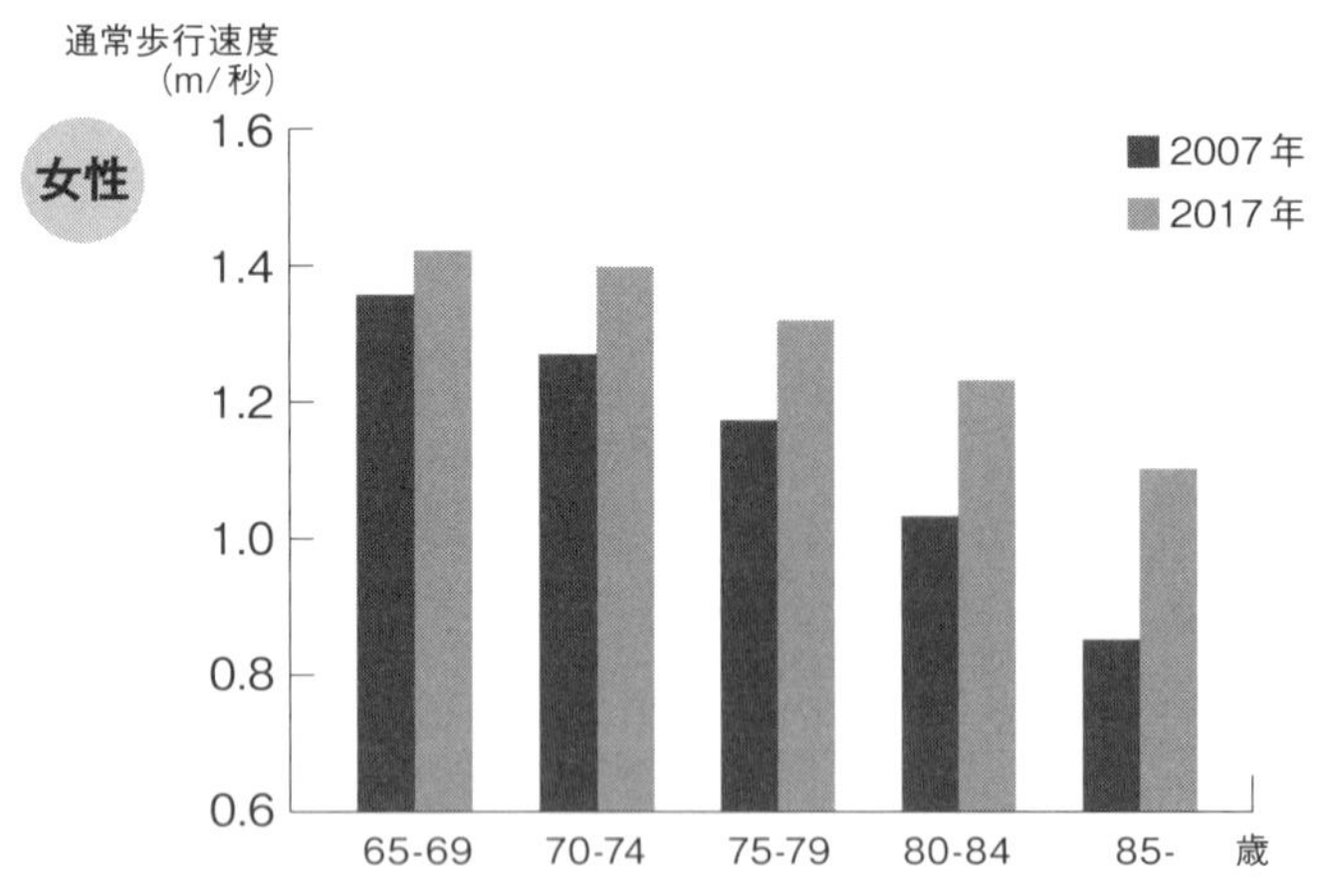

＊長寿医療研究開発費 平成29年度 総括研究報告「長寿コホートの総合的研究」(29-42) より

階段昇降時の息切れ、深酒したときの二日酔いの頻度や酒の抜け具合、記憶力も、自分の体の機能や老化の程度を評価するめやすになります。息切れは運動負荷にどれくらい耐えられるかを端的に示してくれます。二日酔いの頻度や酒の抜け具合は、アルコールの処理機能をあらわしています。これらは健康診断や機器で測ることはできませんので、自分の感覚で自分なりに数値化してみたり、手帳につけておくといいでしょう。

「以前は階段を走ってのぼっても平気だったのに、昨年あたりから息切れするようになった」

「飲みにいくと、必ずといっていいほど翌日に酒が残るようになった」

「飲み会終盤の記憶がなくなり、どうやって帰ったか覚えていないことが増えた」

こうした感覚は、私たちの体の機能がどれくらい老化しているかを、マーカーよりもはっきりとあらわしているのです。

スマートウォッチで自分の体のデータをとる

日常的に測定し、ふだんの数値を知る

自分の体に関する個別データを集め、記録するには、スマートフォンが便利です。タイマーやストップウォッチの機能がついていますし、1日のウォーキングやランニングの距離や歩数、睡眠時間を測定・記録してくれる健康系のアプリが充実しています。

腕時計型のスマートウォッチのような「ウェアラブルデバイス」をすでに持っているなら、ぜひ積極的に活用してみてください。メーカーにこだわらなければ2000～3000円くらいの安価なものからあります。残念ながらスマートウォッチで血糖値を測ることはできませんが、血圧や心拍数を測る機能がついているものはあるようです。

ただ、医療機器の認可を受けていないスマートウォッチの血圧機能は、医師の立場ではおすすめすることはできません。

日本高血圧学会が推奨する血圧計は、二の腕を圧迫する上腕式の自動または手動の血圧計です。手首を圧迫する腕時計型の血圧計やスマートウォッチは、手首の解剖学特性から動脈をきちんと圧迫できているかが保証できないとされています。そのため、医療機器として認可されていないスマートウォッチが正確な血圧を測定できているかといえば、疑問符がつくことは否めません。

それでも私は、こうしたウェアラブルデバイスが秘める大きな可能性を無視することはできないと考えています。生活習慣の改善においては、行動が変わることがなにより重要だからです。**数値の正確さも大事ですが、ウェアラブルデバイスや健康系アプリの利用によって私たちがやる気になるかどうか、行動が変わるかどうかのほうがもっと大事**です。

少々不正確な数値であっても、それを見て「今日はこれだけがんばった」「明日も続けたい」と思い、実際の行動が変わることには価値があります。ウェアラブルデバイスやアプリが行動変容のきっかけになるかもしれないのであれば、どんどん利用すべきです。

かくいう私も、ストレス状態や睡眠の深さを計測するアプリを愛用しています。自分の体の状態に目を向け、自分をいたわるのに役立っていると実感しています。強いストレスを受けているとの結果が出れば意識的に深呼吸をしますし、眠りが浅いとわかれば早寝を心がけるようになりました。

こうした健康系アプリは使っていて楽しいですし、健康にいいことはあっても悪いことはありません。たとえ数値や測定結果が少々いいかげんだったとしても、です。

数値はいいかげんでも行動が変わるきっかけに

数値や測定結果が少々いいかげんでも健康に役立つのはなぜか。その理由を説明しましょう。

1日のうちに血圧をこまめに測定し、連続的なデータを蓄積しておけば、思わぬタイミングでの数値の変動（寒い場所に行くと数値が大きく上がるなど）や、特定の習慣と関連づけられた数値の特徴（運動後に通常の血圧値に戻るのが遅いなど）に気づくのに役立ちます。

数十万人規模で朝の安静時血圧を比較する調査なら、正確に測られた血圧値が不可欠です。しかし、自分の日々の習慣と数値を関連づけたり、自分の数値だけで継時的に比較をするなら、安価な血圧計でもいいのです。1日数回測る連続的な血圧値がきっかけとなって、自分のウィークポイントやかくれた病を発見することにつながる可能性もあるからです。

また、血圧を年に1回、病院での健康診断時に測るだけより、自宅でこまめに測る「家庭血圧」のほうがデータとしては意味があります。1日に1回しか測定しなくとも、1カ月で30のデータが得られるからです。1年なら360ものデータになります。年間を通して決まった時間帯（朝起きてから朝食を食べる前）に測定すれば、季節ごとの血圧のめやすを知る助けにもなります。ひょっとしたら、「自分は寒い時期になると血圧が上がるようだ」と、自分の体質を知ることができるかもしれません。そうなれば、冬の寒い朝の急激な行動を避けるようになるでしょう。結果的に、寒さで血圧が急上昇し、急性疾患を起こすような事態を避けることにつながるかもしれません。

血圧だけでなく、心拍数（脈）を測るのもおすすめです。心拍数はスマートウォッチでも正確に測ってくれるものがあります。私も活用していますが、24時間の心拍数が記録されていると、自分の心拍数が上がるときの特徴がみえてきて、なかなかおもしろいものです。

私の場合は、講演中に心拍数が上がりやすいことがわかってきました。そのため、講演中にはなるべくリラックスできるよう、タイミングをみて深呼吸をするようにしています。自分の体の癖を把握できれば、それに応じて対策を立てることができるのです。

日本では医療機器の認可を取得したスマートウォッチはまだ発売されていませんが（2019年7月現在）、アメリカではＦＤＡ（食品医薬品局）の認可を得た心電図機能をもつアップルウォッチが発売され、話題を呼んでいます。今後、医療機器の認可を受けたスマートウォッチが各社から続々と発売されていくことでしょう。

まずは**家庭血圧計やスマートウォッチ、スマートフォンをつかって、自分の体のデータを集めてみてください**。正確性はさておき、最新のウェアラブルデバイスで自分の体を知るのがおもしろいと思える人は、積極的に使ってみることをおすすめします。データを集められるだけでなく、**自分の体や健康状態に常に目を向ける習慣**がつきます。

スポーツ選手も、タイムを計ったり、スコアをつけたりして競技成績を上げていきます。結果を可視化することで強化すべき部分が明らかになり、やるべきメニューも見えてくるからです。上達へのモチベーションも維持できます。

医学の世界では安静時に数値を測ることがまだ主流ですが、以前は測れなかった数値が容易に測れる時代がやってきました。新たな数値には、健康維持や生活改善のための「宝」がきっと眠っています。

今後は血圧や心拍数にとどまらず、ますますいろいろな数値が測れるようになるでしょう。安静時だけでない動的なデータ、定点でない継時的データもとりやすくなります。その機器がＩｏＴであるなら、データの保存、分析、共有もかんたんになりますし、日常的になっていくはずです。

それによってわかるのはなんでしょうか？「自分」です。自分でもわからなかった自分の体のことがつぶさにわかるようになってくるのです。平均値などではなく、あなただけの体のデータが明らかになる。そこに未来の健康マネジメントや医療革新のヒントがあると思います。

「IoTダイエット」の可能性

数値で自分の健康状態がわかると、人はそれを改善したり維持したりするための行動を起こしたくなります。数値で見せる、スコアリングすることは、意識づけや抑止力として効果があるからです。

24時間血圧や24時間血糖を気軽に測れるウェアラブルデバイスが日常に浸透すれば、リアルタイムで血圧値や血糖値の変動がわかるようになります。リアルタイムで目にみえる数値は、それだけで生活習慣病改善のための大きなソリューションになる可能性があります。将来は「IoTダイエット」のようなものが実現するかもしれません。

いま、皮膚にパッチを貼り付けておくだけで血糖値を持続測定するデバイスがあります。これは糖尿病の患者さんの血糖値を連続して測るためのもので、病気でない人が気軽に使うことはできません。

ただ、私は患者さんに説明する関係で、一度自分で装着して24時間を過ごしてみたことがあります。そうすると、自分の血糖値の変動の癖がわかるのです。

ある平日の昼間、私は職場でおにぎりとシュークリームを食べたところ、血糖値が糖尿病レベルにまで急上昇しました。血糖値が上がることは予想していましたが、これほど急激な上昇をしたことには自分でも驚きました。

ところが同じ日の晩、家でビールを飲みながらすき焼きを食べたところ、血糖値が大きく上がることはありませんでした。休日の昼にワインを飲みながら家族とフランス料理を食べたときも同様でした。

こうして自分の行動に対して血糖値がどう変わるかがリアルタイムでみえると、昼食におにぎりと菓子をいっぺんに食べるのはよそう、と自然に思えるようになります。リアルタイムで数値が上下することがわかると、血糖値が糖尿病レベルにまで急上昇するような食べ物にわざわざ手を出す気にはなれないのです。将来は、腕にパッチを貼り付けておくだけで（血糖値を測定しなくとも）、食事中に意識がパッチに向いて、「食べ過ぎるのはやめておこう」と自然に思うようになるかもしれません。

このようにパーソナルな数値が出るウェアラブルデバイスはダイエットの必要性を腹落ちさせる道具になりますし、過食の抑止力にもなりえます。

気軽に血糖値を測れるようになれば、「食べる順序を変えるだけダイエット」に成功することも夢でなくなるかもしれません。

「ベジ・ファースト（ベジタブル・ファースト）」という言葉を聞いたことはないでしょうか。食事の際、最初に食物繊維の多い野菜を食べてから肉や魚といったタンパク質をとり、最後にご飯やパンといった炭水化物を食べる食事法です。最初に野菜を食べることで糖質の吸収が抑えられ、血糖値上昇を抑制するとされています。太る原因となる血糖の上昇が抑えられるだけでなく、少量の食事で満足感を得ることができるため、結果的にダイエットにつながるといわれる食べ方です。食事制限よりかんたんなため、すでに実践されている方もいるでしょう。

私はこのベジ・ファーストが実際にどれほどの効果があるのか知りたいと思い、実験してみました。大学病院の管理栄養士に協力してもらい、「野菜→肉→ご飯」の順で食べたときと、「ご飯→肉→野菜」の順に食べたときとで血糖値上昇に変化があるかどうかを調べました。食事時には、持続血糖値測定デバイスを身につけてもらいました。

結果は意外なものでした。野菜から食べて血糖値上昇が抑えられた人は5人中3人。残りの2人は食べる順序によって血糖値は左右されないとわかったのです。

前者の3人にとってベジ・ファーストはダイエットの方法になりえます。一方、後者の2人はダイエットしたいのであれば別の方法を考えるべきです。これらはリアルタイムで数値を測定できる機器があったからこそわかったことです。

近い将来、健康に関する動的・連続的データはもっと気軽に取得できるようになり、データはさらに個別化していくでしょう。

これまでは1万人、10万人単位のデータを集めて薬を投与し、そこで有意差が少しでもあれば「この薬は効く」として普及させていく医療でした。

これからは、個別・連続的・動的なデータを個々人がかんたんにとれるようになり、自分の健康マネジメントに生かせる時代が確実にやってきます。それを医療チームと共有して、病院での治療や健康指導に生かす場面も出てくるはずです。データが個別化し、医療も個別化していくのです。

健康診断の結果を「継時的」にみる

正常値内で進行する老化を見つける

会社勤めの方なら年1回、職場で受診する健康診断があるでしょう。その結果として出てくる数値は、第1章でお話しした「マーカー」の集まりです。このマーカーは、けっして無意味な数値ではありません。見方を変えれば、健康マネジメントに生かすことができます。

健康診断の結果を見ると、自分の数値の横に、たいてい「正常値」が書かれています。みなさん、この範囲内におさまっていれば一安心と思っていませんか？ 正常値を超えると病院へ行き、精密検査を受けるようにと会社から指導がありますから、正常値なら問題ないと考えがちなのはしかたないことかもしれません。

しかし今後は、正常値の範囲内ならよしとする見方はやめましょう。数字が正常値内におさまっているかどうかで一喜一憂しても意味はありません。健康診断の前だけ断酒して、終わったらまた酒を飲みはじめるのも無意味です。

それより、毎年の健康診断の結果をきちんと保存しておき、「継時的」にみるほうがよほど役に立ちます。つまり、**時間の経過によって数値がどう変化しているかをみる**のです。

一つひとつは単なるマーカーですが、それが蓄積されていくと意味のあるデータとしてみることができ、健康マネジメントに活用することができます。

健康診断の結果をもらったら、次の項目に注目してみてください。

- **体重**
- **血圧値**
- **肝機能**

・血糖値
・ヘモグロビンA1c
・中性脂肪
・LDL（悪玉）コレステロール
・HDL（善玉）コレステロール

そして、これらの項目の数値を継時的にみてみます。昨年と比べてどうか。過去5年の経年変化はどうなっているか。

体の各器官は全身でつながっていますから、体の一部分だけで老化が起こることはないとお話ししました。老化が起こっているとしたら、それは全身に及んでいます。

そのため、「昨年や一昨年と比べて数値に変化がみられる」「ひとつだけならまだしも、いくつかの数値が同時に上がっている」というときは、全身の老化が進行している可能性が高いと考えられます。

たとえば、血圧の変動は運動やストレスに対する機能状態、血糖の変動は食事の処理機能の状態をあらわしています。いずれも加齢によって機能は低下するのが一般的です。機能が低下すると、数値の変動が大きくなっていきます。

数年分の健康診断の結果を比べてみたとき、あるいは24時間血圧の変動を比べてみたときに、変動の幅が大きくなっているようなら老化が進んでいると考え、自分に合った健康マネジメントを考えるべきです。


同年代の人と比べるのもいいのですが、まずは**自分の数値を継時的にみてください**。何十万人分のデータから導き出された正常値より、10年間で自分の健康診断の数値がどのように動いているかをみる視点を大切にしてください。自分の体型や体調の変化は、自分がいちばんよくわかっているからです。

「正常値より少し体重はオーバーしているが、自分にとってはこれぐらいがベスト。これ以上やせると疲れやすくなる」とわかっていれば、少々太めでも代謝に問題はないと考え、それを維持してください。

逆に「体重が増えてきて、それにともなって駅の階段でも息切れするようになった」と感じているのなら、健康診断での体重やＢＭＩ値が正常値内であっても、体重を減らす食事に切り換えたり、運動をはじめてみたりするといいでしょう。

肥満の人が全員糖尿病になるわけではありません。私は30年にわたり患者さんを診察してきましたが、太っていても糖尿病にならない人はいくらでもいます。車にたとえるなら、大型車がかならずしも燃費が悪いとは限らないのと同じことです。肥満体でも糖代謝がよく、血糖値が上昇しない人もいます。重視すべきことは、個人としての体の機能状態がどうなのか、です。数値は、みなさんが思っているより、実際はもっと個別的です。くりかえしますが「平均値の人間」など存在しません。自分に合ったベストの数値を探り、それを維持する方法を考えてみてください。

「10年後老化度チェック」で未来の自分を知る

老化を実感する項目は年齢で変わる

自分に合った生活習慣を考える手だてとして、「10年後老化度チェック」を紹介します。10年前と比べて自分の老化がどう進んでいるか、10年後の自分がどう老化しているかに目を向けることができるチェックシートです。

若いうちは、自分の老化を意識することは少ないでしょう。しかし、年をとるにつれ、老化を感じることが増え、老化を感じる項目が年をとるごとに変化していくこともわかってきます。

みなさんも、いまごろになって「学生時代にもっと○○すればよかった」と考えることがあるのではないでしょうか。健康に対してはそんなふうに考えないですむように、いまのうちから自分の老化度、10年後に起こりうる老化を知っておいてください。

まずは、次頁の20の項目にイエスかノーで答えてみてください。10年前と変わらないことはなんでしょうか？　反対にできなくなっていることはありますか？

それぞれのチェック項目には意味があります。説明していきましょう。

Q1～7……身体機能スコア
Q8～13……体内代謝関連スコア
Q14～17……社会性スコア
Q18～20……知的スコア

［図17］**10年後老化度チェック**

Q1 体の左右でバランスが違うなど姿勢が左右対称ではない

Q2 背中の後ろで手を合わせられない

Q3 10年前と比べ、腰痛や肩こりが増えた

Q4 10年前と比べ、転びやすくなっている

Q5 10年前と比べ、顔や手のシワが増えている

Q6 10年前と比べ、体重は3kg以上増加した

Q7 10年前と比べ、同じもの（同じ量）を食べていてもより太る

Q8 10年前と比べ、酒に弱くなった

Q9 10年前と比べ、階段で息切れを感じる

Q10 10年前と比べ、歩く速度が遅くなっている

Q11 10年前と比べ、徹夜ができなくなっている

Q12 10年前と比べ、眠りが浅くなっている

Q13 10年前と比べ、冷え性になっている

Q14 10年前と比べ、物忘れが多くなっている

Q15 10年前と比べ、運転中に道路標識の判断が遅くなっている

Q16 おしゃれでなくなった

Q17 自分以外の個人の携帯電話番号を3件以上覚えていない

Q18 この1年で家族以外の友人とプライベートで2回以下しか食事をしていない

Q19 5年以内に新しい趣味やゲームを始めていない

Q20 この20問を答えるのに3分以上を要している

身体機能についてはわかりやすいと思います。筋力、体の柔軟性やバランス、つまり運動に関するスコアです。

体内代謝関連は、毛細血管量、体内水分量に関連したスコアです。いわゆる「血のめぐり」が良ければ細胞機能は維持されます。お酒を飲んだときのアルコールの処理もうまくいきます。同様に、食べ物からとった栄養を体じゅうの細胞でしっかり使うことができるため、新陳代謝がよく、太りにくい体といえます。

社会性スコアと知的スコアは、それぞれあなたの社会性がどの程度か、知的レベルや知的好奇心がどの程度かをはかるものです。

本書の制作にあたり、この老化度チェックを329人の人にやってもらいました。イエスが多いほど、回答者が老化を感じていると評価します。

この老化度チェックのおもしろいところは、年齢とともに老化を感じる項目数が単純に増加していくわけではないことです。20～30代、40～50代、60代以上でのイエスの数を平均すると、年をとることによって老化を感じる項目の数は6・17から6・77へと微増にとどまりました。

ただ、老化を感じる項目は年代別で変わってくることがわかりました。

20代が老化を感じるのは、同じものを同じ量しか食べていないのに太るようになった、徹夜ができなくなった、腰痛が起こったなど、身体機能や体内代謝機能に関する項目で、認知機能の低下を感じることは少ないことがわかりました。

一方、60代以上が老化を感じる点は20代とは異なります。太ることよりも物忘れをすること、お酒に弱くなったこと、シワが増えることで老化を強く感じることが多いようです。この年代は中年太りの時期をとうにすぎているため、太ることに対する意識はそれほど高くないこともわかりました。身体機能においては、心肺の衰えを感じることが増えます。そして、60代以上でなにより顕著なのは、知的対応能力の低下を老化ととらえる点です。

今回実施した老化度チェックでは、頻度としては少なかったのですが、運転時や老化度チェック回答時の判断が遅れること、歩く速度が低下すること、階段を上がるときの息切れや転びやすくなることに関しては、年齢を重ねるごとに確実に割合が増加することもわかりました。
また、これは女性回答者特有の傾向ですが、若い年代ほどシワに敏感で、シワにより老化を感じていることがわかりました。

年をとるほど認知機能の衰えに敏感に

この10年後老化度チェックの結果を分析してみると、年齢とともに知的スコアの衰えを敏感に認識していることも統計的に明らかになりました。これは、「自分は認知症にはなりたくない」という願望、「ひょっとしたら自分も将来、認知症になってしまうかも」という恐れをもっていることを意味します。寿命が延びる人生100年時代だからこそ、認知症の状態で長生きしたくない、人生を終えたくないと考える人が多いのでしょう。だからこそ、ちょっとした認知の遅れ、判断の遅れをことさら重大に認識してしまうのです。

一般的には、中年で身体機能、壮年期に知的機能のめだつ低下がみられるようになります[図18]。身体機能より知的機能の落ちこむ時期が早くおとずれた人は、晩年に認知症になります。知的機能より先に身体機能が落ちこんでしまった人は、寝たきりの状態で亡くなるまでの時間を過ごすことになります。

10年度老化度チェックの結果をもとに、年齢を重ねると自分にどのような老化が起こるか、自分の身体機能と知的機能がどのような曲線をたどりそうか、予想してみてください。その予

［図18］**身体機能と知的機能の老化のカーブに差があると……**

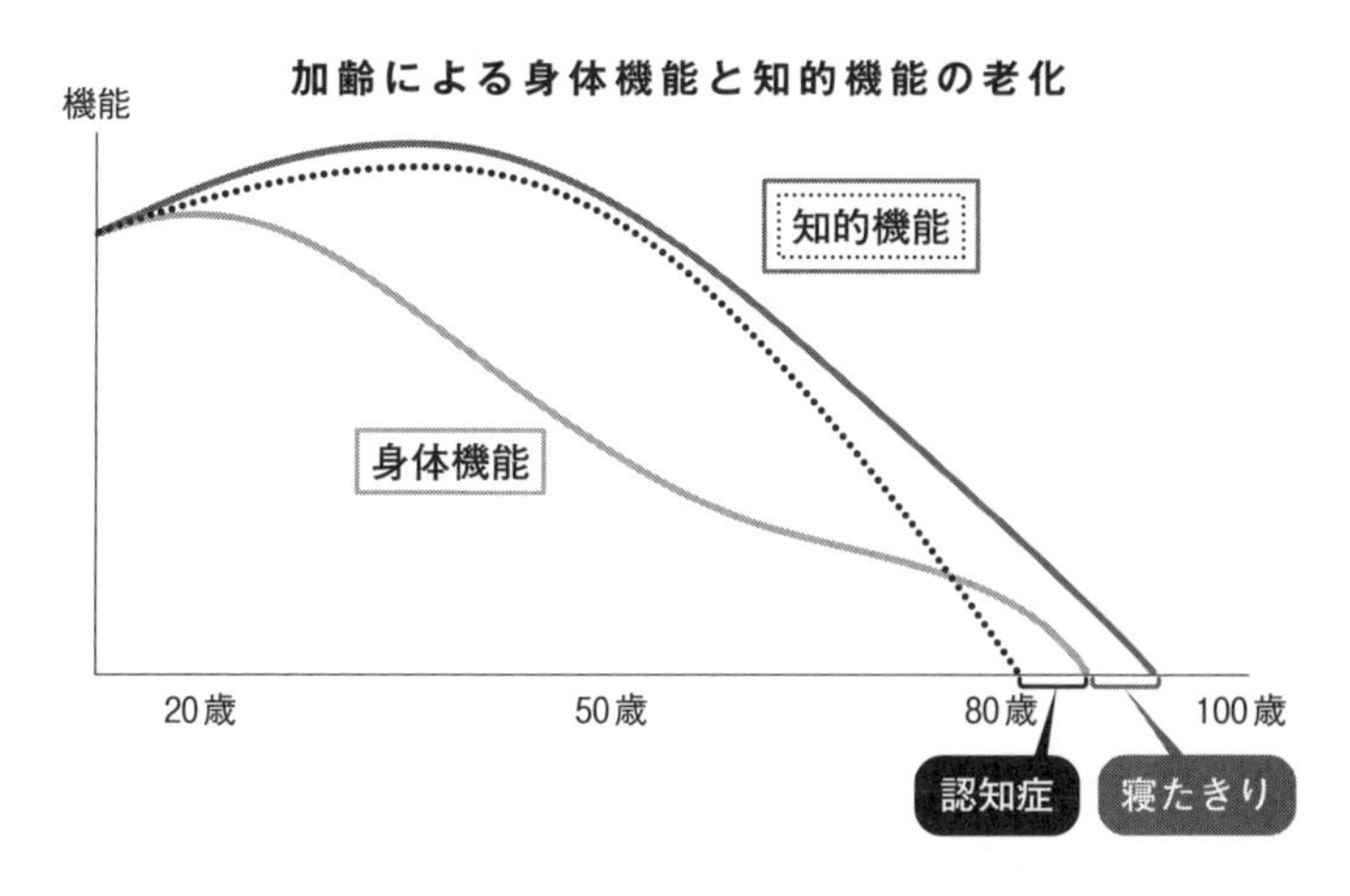

想をもとに、自分の健康マネジメントを考えていきましょう。

身体機能の落ち込みより知的機能の落ちこみが激しいと思えた人は運動をして毛細血管を増やし、知的機能を保つことを心がけてください。新しいコミュニティに参加するなど外へ出る機会を増やしたり、友人と食事に出かけておしゃべりに興じる機会をもつのもいいでしょう。

身体機能にめだつ低下がみられる人は、いまより運動の習慣を増やすといいでしょう。ただ、やみくもに運動するのではなく、やり方に工夫を凝らしてみてください。これまでとは種類のちがうスポーツに挑戦したり、友人といっしょにやってみたり、タイムを競い合ったり……無理なくできる、つづけやすい運動を考えるようにします。スポーツ関連のコミュニティに所属すれば、運動ができるだけでなく友人もできます。人と交流し、つながりをもつことで知的機能の活性化も期待できます。

「性格傾向テスト」で自分の向き不向きを知る

自分の傾向に合わせた習慣化で挫折を防ぐ

自分の体のデータを集め、老化度チェックをおこない、その結果をもとに「自分にちょうどいい」と思われる生活習慣を考えついた方もいらっしゃることでしょう。ただ、いくら健康にいい行動も、自分の性格に合わないやり方では継続しませんし、習慣化できません。

新しい行動を習慣化させるには、自分の性格傾向をある程度知っておくことも大切です。そうすれば、自分にまったく向かない行動を習慣化しようとして挫折し、自己肯定感をむやみに下げることはなくなります。習慣化にとっては、初期の成功体験がひじょうに重要です。

生活習慣の改善をしようと思い立った自分を大切にしてください。自分の性格に合わないやり方を選んでしまって失敗し、やる気までくじいてしまうのでは本末転倒です。

そんな事態を防ぐためにも、自分の性格傾向を知っておきましょう。

私が診療を担当する東京慈恵会医科大学の行動変容外来では、「NEO─FFI性格分析」と呼ばれる性格傾向テストを患者さん全員に受けてもらっています。その結果をもとに、患者さんの性格に合わせてカスタマイズした診療をおこないます。

本書でまったく同じテストを実施することはできないため、紙上でかんたんにできる「性格傾向テスト」［図19］を考えました。まずは次頁の25の質問に順に答えてみてください。イエスと思った項目には○をつけておきます。

次に、集計表［図20］で各項目の○の数を合計します。

［図19］**性格傾向テスト**（熊野宏昭早稲田大学人間科学学術院教授監修、著者作成）

❶ 5年後は今より悪くなると思っている
❷ いろんな人と話すことを楽しいと感じる
❸ いろいろ想像するのが好きな方である
❹ 人の言葉を信用しがちだ
❺ 整理整頓を心がけている
❻ 小さなことでイライラしがちである
❼ 大勢の人と一緒にいて刺激を受けるのが好きだ
❽ テレビドラマや映画で感動して涙を流すことが多い
❾ なるべく正直にいようと思う
❿ 一度始めたことは最後までやりとげようとする
⓫ 失敗を引きずる方だ
⓬ グループでは先頭に立つことが多い
⓭ 新しい場所に遊びに行くのが好きだ
⓮ 人から好かれる方だ
⓯ 食事のときご飯を残さない方である
⓰ 人と比べて自分のことをダメだと思うことが多い
⓱ スポーツをやる場合、一生懸命行う
⓲ ネットサーフィンをすることが多い
⓳ 控えめな方である
⓴ なにかを行う前に、よく考えてから行動する方である
㉑ 感情をコントロールすることが苦手である
㉒ 新しいことを始めるのが好きだ
㉓ 若い人のフランクな言葉遣いを聞いても気にならない
㉔ 自分の仕事が他人のために貢献できるかを考える
㉕ 約束を守る方である

［図20］**性格傾向テスト集計表**

敏感傾向	1、6、11、16、21の「○」の数	➡	（　　）個
外向き傾向	2、7、12、17、22の「○」の数	➡	（　　）個
オープン傾向	3、8、13、18、23の「○」の数	➡	（　　）個
協調傾向	4、9、14、19、24の「○」の数	➡	（　　）個
真面目傾向	5、10、15、20、25の「○」の数	➡	（　　）個

［図21］**性格分析テストの結果は？**

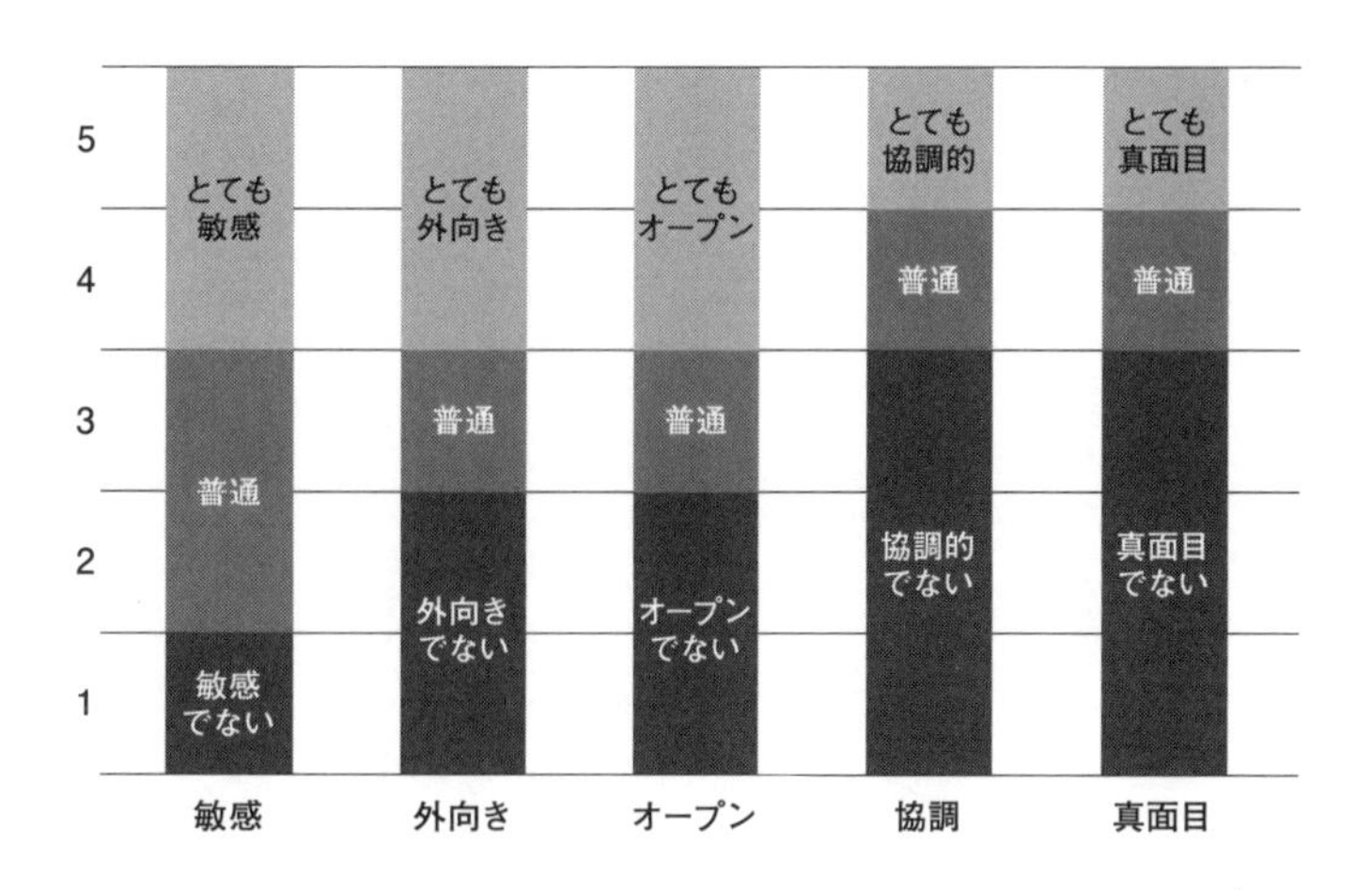

〈敏感傾向の程度によるアドバイス〉

敏感傾向が強い人

いわゆる「神経質な人」です。

神経質な人は、自分に課せられた任務を完璧にこなそうと考えます。責任感が強く、最後まで物事を完遂しようとする意志の強さを持っています。

細部にまで神経をはりめぐらせ、あらゆる事態を想定したうえで物事にあたります。いったんはじめたら目標に向かってブレることなく進んでいきます。そのため、事前にしっかり計画を立ててから運動やダイエットをおこなう傾向があります。

しかし、完璧をめざしすぎるきらいもあります。失敗すると自信を失い、心理的ストレスを敏感に感じるのもこの傾向の特徴です。そのため、考えすぎてしまう前に行動を起こしたほうがいい場合もあります。

心理的ストレスを最小限にし、自己肯定感を落とさないためにも、自分に合ったストレス対処法はいくつかもっておきましょう。

敏感傾向の強い人は、不必要にたくさんの情報にふれる行動は避けましょう。大量の情報を取得すると、そのぶん判断材料が多くなってしまい、考えるべきことが増えて混乱します。理想を過度に追求した、非現実的な計画を立ててしまうおそれもあります。

大量の情報には、自分にとってネガティブな情報も含まれています。それも考えすぎの原因になりえます。時間があるからといって際限なくネットサーフィンをしないこと、インターネットを見るときは時間を決めることを心がけてください。

情報過多な環境に身を置かないようにし、必要最低限の情報を参考に、無理なくできる現実的なプログラム、ハードルを低く設定したプログラムをつくってみてください。

イチロー選手はバッターボックスに入るとき、かならずルーティンワークをおこなっていました。右手を伸ばしてバットを立て、左手で右肩のユニフォームを引く、あのしぐさです。過去や未来ではなく、いまここにある自分、いまに集中することを目的とした行動だといわれています。

過去にばかりとらわれていても、未来は変わりません。将来を変えられるのは「現在」だけ。そのことを心にとめて、いまを充実させることに集中しましょう。

敏感傾向に加え、外向きの傾向を持ち合わせている人

向上心や競争心をもっている場合が多いです。そういう人は、運動や食事の記録をつけるレ

コーディングダイエットと相性がいいようです。記録をつける行為はモチベーション維持にも役立ちます。

敏感傾向に加え、内向きの傾向を持ち合わせている人

内的感受性が高い人は、自分らしい生き方を追求するのが得意です。一方、我が強すぎるあまり、周囲のアドバイスを聞き入れようとしない傾向があります。他人といっしょだとかえって落ち着かなくなるため、一人で黙々とおこなうことのできる行動をおすすめします。また、自分の影響力が及ばない物事を考えたり、変えようとしたりするのはやめましょう。そういう物事はさっさと手放してください。自分を大切にすることが自己肯定感の維持につながります。

自己肯定感の維持には、成功体験を積むことが大事です。なるべく低い目標を設定しましょう。継続しやすくするため、時間を短く区切るのも効果的です。

計画を立てたけれども実行がともなわないときは、あなたの背中を押してくれる存在が必要かもしれません。家族や友人の協力を得てください。アドバイスや声かけ、いっしょに計画を実行してもらうといいでしょう。その際も協力者にまかせきりにするのではなく、自分のアイデアを大切にしてください。

自己投資することが効果的な場合もあります。お金を払ってジムに行くことが、良い意味で強制力となることもあります。

目標をうまく達成できなかったときのために逃げ道をつくっておくことも大事です。これも自己肯定感を落とさないための工夫です。第3章の「自己肯定感を保つ④ 自分でなく『人のせい』にする」で紹介したように、失敗や中断、ネガティブな感情に名前をつけ、自分の意志の弱さのせいにしないようにしましょう。

〈外向き傾向の程度によるアドバイス〉

外向き傾向が強い人

外向きな性格傾向のある人は外部からの刺激を好みます。一人だと孤独と不安を感じてしまうため、どんどん外へ出て行動し、人と交流しようとします。

このタイプは、好奇心も強い傾向にあります。そのため、自分で対策を考え、そのなかから自分に合う方策を選んでいくのが良いと考えられます。

［図22］外向きと内向きはベクトルが違うだけ

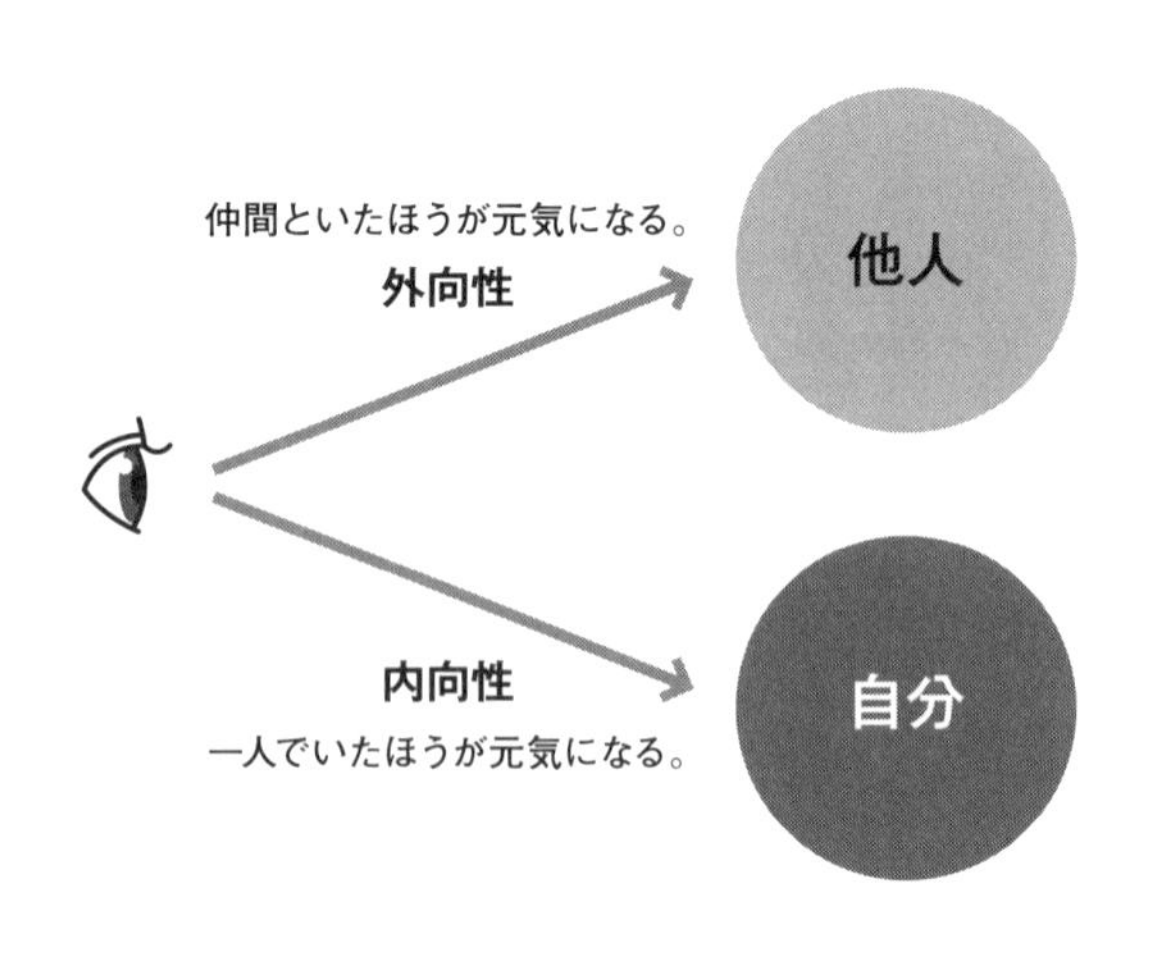

外向き傾向が弱い、つまり内向きの人

内向きな人は外部からの刺激に対して敏感で、行動的・社交的にふるまっていると逆に疲れてしまいます。そのため一人で過ごす時間を好みますし、そのような環境でこそ能力を発揮することができます。

一人の時間でいるときにはじっくり考えたり、空想したりすることを好みます。感受性が豊かで創造性にすぐれ、控えめな傾向があります。

内向きなのは決して悪いことではありません。好んで一人になることで心身ともに健康な状態に保っているのです。外向き傾向の強い、行動的で社交的かつコミュニケーション能力の高い人だけが優れているわけでは決してないのです。外向的、内向的はいい悪いではなく、単にベクトルの違いです［図22］。

〈オープン傾向の程度によるアドバイス〉

オープン傾向が強い人

積極的な創造性、内的感受性が高い傾向にあります。そのため、多様性を受け入れて独自の判断を下すことができます。

この本を読んでいる読者は、新しい考えを取り入れて独自の健康マネジメントをおこないたいと考えている方だと思います。本書を手にとって読んでいただいている時点で、ある程度オープンな傾向があると考えていいでしょう。

オープンな傾向に加えて外向きの傾向もあるようなら、たとえば受験や就職活動など個人的な成功体験から、あるいは、何かをやり遂げたときの気持ちや、それによって得られるものを具体的に想像して、健康マネジメントを考えるといいでしょう。幅広い情報収集、まわりの人の協力やフォローも有効です。新しいもの、ハードな運動に興味を示す傾向があるため、まわりの人の意見も参考にするとよいでしょう。

オープン傾向が弱い人

このタイプは、情報や考えを消化するのに十分な時間をとる必要があります。他の人がうまくいっているやり方を真似してもうまくいかないことがあるため、自分でじっくり時間をかけて計画を立てるといいでしょう。自分を知る時間をとり、自分に合った方法をじっくり見きわめてください。そのほうが習慣化に結びつきやすくなります。

ふだんから自分の好きなもの、嫌いなものをしっかり認識する習慣をつけることをおすすめします。自分の好き嫌いがわかっていたほうが、好きなやり方を選びやすく、結果的に習慣化がスムーズにいく可能性が高いからです。

私の知人に、電車の中吊り広告をみながら、自分の好きな広告と嫌いな広告、その理由を考えるのを習慣化している人がいます。こんなことでも、好き嫌いを判別する力はきたえられます。

〈協調傾向の程度によるアドバイス〉

協調傾向が強い人

このタイプの人は、自分の才能を理解し、そこに重点的に「投資」することで自分の強みをつくることに長けています。そのため、未来を思い描くことができ、理想の未来を実現するために現在の行動を変えることが得意です。

ダイエットの際も、血圧や体重といったデータの改善だけを目標としません。「ダイエットに成功したら、あのブランドの服を着たい」「合コンで異性にモテたい」などの具体的な目標を立てたほうが成功しやすくなります。「自分へのご褒美」的な目標を立てることを考えてみてください。

協調傾向が弱い（競争傾向が強い）人

自分のペースでおこなえる無理のない計画を立ててください。人の影響を受けにくいため、長期ビジョンをもつことで行動変容につながる傾向が強いからです。

これに当てはまると思われるのが、イチロー選手や本田圭佑選手です。メディアで報道される彼らの姿は、わが道を行く一匹狼的な印象を私たちにあたえます。

しかし、彼らは協調傾向が弱いからこそ自分の理想の未来を思い描き、その実現のために「緊急でないが重要なこと」に日々リソースを投資していくことが得意です。そのため、試合ではしっかりと結果を出し、チームメイトからの信頼を得ることもできています。協調傾向が低いことは、なにもネガティブなことばかりではないのです。

〈真面目傾向の程度によるアドバイス〉

真面目傾向が強い人

真面目な人は意志が強い傾向にあります。そのため、目標を達成できることが多いと考えられています。計画を立て、実行し、その結果を記録・評価して次の計画や行動の改善につなげるＰＤＣＡサイクルを意識するとよいでしょう。

いろいろなことが気になる敏感傾向の強い人、あるいは内向きな人は、真面目傾向が強ければ目標を達成できる可能性が高まります。「他人が見ていなくても神様が見ている」という考え方が身についているタイプです。

イチロー選手や大谷翔平選手は、真面目な性格と思われます。イチロー選手がバットやグローブといった道具をとても大切にしていることはよく知られていますし、大谷選手も部屋の掃除やごみ拾いを習慣化しています。これらはまさに、真面目傾向をよくあらわしている行動です。

真面目傾向が弱い（ルーズな）人

自分で計画を遂行することが苦手であれば、家族や友人の力を借りることが必要です。継続的に自分に合ったアドバイスをもらいましょう。

ルーズな人は成功体験の少ないことが足かせとなって、すぐにあきらめてしまう傾向があります。まずは小さなことから成功体験を増やしていきましょう。整理整頓をする、早寝早起きをするなど、低いハードルで生活習慣を整えることからはじめてみてはどうでしょう? 大谷翔平選手は高校時代から、挨拶をすることや掃除をすることがドラフトで多くの球団から指名されることにつながると考えていたそうです。

ダイエットをしている人が毎日体重計にのるのは、比較的大変なことです。体重を落とす過程ではやる気があって真面目に体重計にのるのですが、リバウンドで体重が増えていくときはルーズになって、知らないうちに驚くほど体重が増えてしまいがちです。まずは「毎日きちんと体重計にのる」という低いハードルを越えられるかが、成果に大きな影響を与えるのです。

とはいえ、性格傾向をうのみにしない

ここまで、5つの性格傾向について説明してきました。

ただ、性格傾向テストで○○の傾向が強いという結果が出たからといって、ここでアドバイ

スした方法がすべてあてはまるわけではありません。

「あなたは明るくふるまっていることが多いですが、なんとなく不安や悲しみをかかえているのではありませんか？」

新宿や銀座にいる占い師のなかに、このような問いかけから占いをはじめる方がいると聞いたことがあります。

この占い師の言葉には説得力があります。いくら楽天的な人でも不安をまったく感じない人はほとんどいませんし、社交的な人でも、ときには一人になりたい気分になることもあるからです。私たち人間は、限られた性格傾向にあてはめられるほど単純ではありません。

ここで紹介した傾向別のやり方を実践してみて、うまくいく人もいればそうでない人もいるでしょう。うまくいかないときは、こだわらなくて大丈夫です。一度やってみてうまくいかなかったやり方に固執しないことが、自己肯定感を落とさないコツです。

うまくいかなかった経験に縛られると、それが心の中にマイナスのイメージとして蓄積していきます。うまくいかなかった事実はそれとして受け止めつつ、そこにとらわれて停滞するのではなく、次の新しいやり方を探して試してみましょう。

うまくいかなかったのはあなたが悪いからではありません。自分に合わないやり方を選んでしまっただけなのです。自分の性格傾向を参考にしながら、たくさん失敗し、自分に合った健康マネジメントの方法を見つけてください。

アメリカが生んだ発明王、トーマス・エジソンは、電話や無線機、白熱電球、映画といった数々の偉大な発明や改良を成し遂げましたが、その裏にある失敗の数も膨大だったといわれています。ただ、エジソンは失敗をネガティブなものととらえていませんでした。

「失敗すればするほど、われわれは成功に近づいている」

「失敗はしていない。うまくいかない方法を1万通り見つけただけだ」

うまくいかなかった方法を知ることは、成功への道筋が徐々に絞られている、ということです。私たちも自分に合う方法をどんどん試してみるべきなのです。

将来「どうありたいか」を考える

人生の終わりを考えてみる

健康マネジメントにおいては、自分の体の現状を知ると同時に、自分が将来「どうありたいか」を考える必要があります。「どうありたいか」を考えるには、「人生の終わり」を考えることが有効です。

［図23］の3つのグラフをみてください。

このグラフは、私たちの死に方には3つのパターンがあることを示しています。

①ピンピンコロリ型

②心不全・心筋梗塞型

③認知症・老衰型

［図23］死に至る3つのパターン

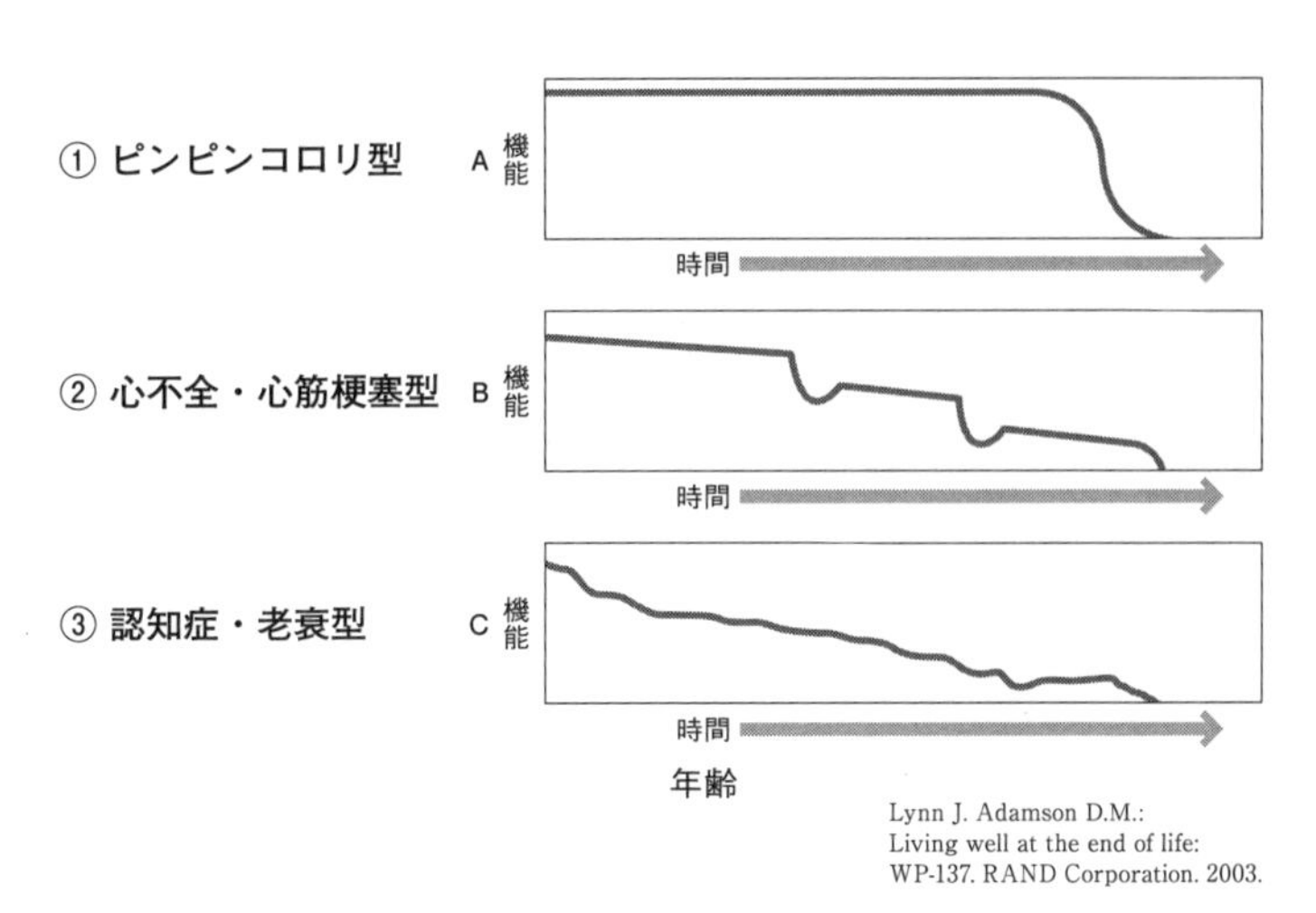

①は、死ぬ直前まで自分で自分のことができる程度の健康を保ち、枯れ木が突然ポキンと折れるような死に方。いわゆるピンピンコロリのパターン。

②は、人生の途中で心筋梗塞などの急性疾患を起こし、そのたびにガクッと体力や機能が落ちていくパターン。入退院をくりかえし、最期は自分で自分のことができない状態で亡くなるかもしれません。

③は、少しずつ全身の老化が進み、認知症や老衰の状態となって死にいたるパターンです。自分で日常生活が送れないばかりか、家族が介護でつきっきり。そんな状態が数年にわたってつづくかもしれません。

この3つのグラフをみると、たいていの人は自分が将来どうありたいかを考えるようになります。こんな死に方は嫌だ、と思うものもあるでしょう。

自分がどんな80歳、90歳になっていたいか、最低限できるようにしておきたいことはなにかなど、具体的に書き出していってみましょう。ここから逆算し、自分にちょうどいい習慣はなにかを考えてみてください。

ほとんどの人は、この3つのグラフをみると①のピンピンコロリ型を選びます。病気や病院知らずの人生を送り、ある日コロッと死んでしまう。これなら家族にも迷惑はかけません。

①の死に方をめざすなら、将来はどうあるべきでしょうか。ある程度の体力を維持し、最後まで自分の足で歩き、自分で身のまわりのことができる状態にしておくべきでしょう。そのためには、いまの生活習慣を変える努力も人によっては必要です。

「では、食事制限もして、運動をしましょう。タバコはやめたほうがいいですね」私がそうアドバイスをすると、患者さんは「ハイ」と返事をしてくれます。

ただ、何度もお話ししてきたように、習慣を変える必要性を頭ではわかっていても、それをつづけることができないのが私たち人間の弱いところです。「ハイ」といったそばから飲みに行き、好きなものを好きなだけ食べ、タバコをプカプカ吸う生活に逆戻りしてしまうのです。だからこそ、人生の終わりを考え、そのためには将来どうありたいかをじっくり考えてみる必要があるのです。

トップアスリートは「緊急でないが重要なこと」の達人

「緊急でないが重要なこと」ができる人のマインドを知る

健康マネジメントを考えるとき、ぜひ参考にしてほしいのが著名なアスリートたちの考え方です。スポーツの一流選手はだいたい、考え方や大切にしている習慣が共通しています。

それぞれのアスリートについて書かれた本を読むのもいいのですが、わかりやすいのは彼らの幼少時の作文でしょう。さまざまなメディアで紹介されていますから、みなさんもどこかで目にしたことがあるかもしれません。プロ野球のイチロー選手や大谷翔平選手（大谷選手は目標達成シートが有名です）、プロサッカーの本田圭佑選手のものがよく知られているようです。

じつは彼らは、「緊急でないが重要なこと」を地道に継続して大きな成果を挙げた、「緊急でないが重要なこと」の達人なのです。子どものころの作文を読むと、彼らが大リーグやプロサッカーの舞台で大きな成功をおさめることができた理由がよくわかります。

たとえば、彼らは子どもの頃から「どうありたいか」という将来の理想像を思い描くことができていました。そのゴールから逆算し、日々なにをしなければいけないかを考え、その行動を習慣化させ、努力をつづけています。第2章でお話しした「緊急でないが重要なこと」を大切にするマインドができているのです。

ここでは、小学校の卒業文集におさめられた、イチロー選手が6年生のときの作文を紹介します［図24］。

イチローの作文を「合格体験記」として読む

まず、将来の目標が明確なのが印象的です。一流のプロ野球選手になる。ドラフト入団で契約金は1億円以上。一流選手になったあかつきにはお世話になった人に招待券を配って応援してもらう。ひじょうに具体的に将来をイメージしています。

［図24］イチロー選手の小学校卒業時の作文

「ぼくの夢は、一流のプロ野球選手になることです。そのためには、中学、高校で全国大会へ出て、活躍しなければなりません。活躍できるようになるには、練習が必要です。ぼくは、その練習にはじしんがあります。ぼくは３歳の時から練習を始めています。３歳—７歳までは半年位やっていましたが、３年生の時から今までは、365日中、360日は、はげしい練習をやっています。だから一週間中、友達と遊べる時間は、５時間—６時間の間です。そんなに、練習をやっているんだから、必ずプロ野球の選手になれると思います。そして、中学、高校でも活躍して高校を卒業してからプロに入団するつもりです。そしてその球団は中日ドラゴンズか、西武ライオンズが夢です。ドラフト入団でけいやく金は、一億円以上が目標です。ぼくがじしんがあるのは、投手と打げきです。去年の夏ぼくたちは、全国大会へいきました。そしてほとんどの投手を見てきましたが、自分が大会ナンバー１投手とかくしんできるほどです。打げきでは、県大会、４試合のうちに、ホームランを３本打ちました。そして、全体を通した打りつは５割８分３りんでした。このように、自分でもなっとくのいくせいせきでした。そして、ぼくたちは、一年間まけ知らずで野球ができました。だからこの、ちょうしで、これからもがんばります。そして、ぼくが一流の選手になって試合にでれるようになったら、お世話になった人に、招待券をくばって、おうえんしてもらうのも夢の１つです。とにかく一番大きな夢はプロ野球選手になることです」

＊佐藤健『新編イチロー物語』中公文庫 より

その将来に近づくためになにをしなければならないのかも、しっかり把握できています。中学、高校と全国大会に出て、活躍しなければならない。活躍するためにはほぼ毎日の激しい練習が必要。そして、実際にそれを実行して、自分でも納得のいく成果を出しています。

子どものころから、なにが大切なのか、自分はどうなりたいのかをくっきりとイメージし、そのためには「緊急でないが重要なこと」をつづける必要があると理解しています。行動にマインドがそなわっていることがみてとれます。

イチローの作文は、さながら「緊急でないが重要なこと」を習慣化して成功をおさめた人の「合格体験記」なのです。

「緊急でないが重要なこと」に長けた人たちのマインドセットをさらに知りたい人は、トップアスリートを取り上げた本を読むのもいいでしょう。

たとえば、一流のアスリートほど道具を大切にし、整理整頓や掃除をこまめにする傾向があります。道具を大切にする、整理整頓や掃除を心がけるといったことは、直接の健康維持にはつながりませんが、そうした行為を日々あたりまえにできることが「緊急でないが重要なこと」を継続できるマインドをもつ人の共通点のようです。「緊急でないが重要なこと」を継続するマインドを身につけるために、整理整頓からはじめてみよう、そんなふうに考えてみるのもいいかもしれません。

一流のアスリートたちは「どうありたいか」を明確に描き、そこから逆算して「緊急でないが重要なこと」を選び取り、それを習慣化させていました。

私たちも、まずは自分が将来どうありたいかを設定するべきです。その理想の未来が、自分にちょうどよい行動や生活習慣を規定してくれます。

すぐに理想の未来を描ける人は問題ありませんが、それが難しい人は、これからの人生を30〜50代と60〜90代の2つに分けましょう。そして、それぞれの年代における目標を立てます。

30〜50代は、仕事では責任のある立場をまかされる年代です。男女ともに、結婚して子どもが生まれ、家庭を支えていく立場になるのもこの時期です。ここで大病をしたり、不摂生による不調をかかえたりするのはなるべく避けたいところです。

そうした理想を実現するために、自分の体や健康に対する関心、知識を高めることを継続するといいでしょう。医療や健康に関する本を読んで基礎知識を得る、毎日は無理でも休日に軽い運動をつづける、暴飲暴食をしない、なるべく自炊をするなど、無理なくできる小さな習慣でいいのです。思いつくこと、できそうなことを書き出していって、どんどんやってみてください。そのうち、向いているものとそうでないものがわかってくるでしょう。残ったものをつづけていってください。

60〜90代は、老化が進む時期です。それまで健康に気をつけていたとしても、体の老化は少しずつ進んできているでしょう。すでに大病を経験した人もいるかもしれません。自身の老化をひしひしと感じながら、なるべく健康でいたい、いまの健康状態を長く保ちたいと考える時期になります。人によっては要介護状態に突入する年代でもあります。

ここで生きてくるのが、30〜50代でたくわえた基礎体力、医療や健康に対する知識です。いいかげんな健康法や怪しい健康食品の情報にふりまわされることもないでしょう。持病があるなら医師の指示をよく聞きましょう。さらに不調をかかえこまないよう、日常生活では不注意によるケガや病気に気をつけます。寝たきりや認知症にならないように、適度な運動や、できるだけ人と会って交流することを心がけてください。

第5章では、「健康マネジメントを継続するにはどうすればいいか」という視点から、スムーズな習慣化のための方法を紹介していきます。

第5章

健康マネジメントの第3段階「自分にちょうどいいことを習慣化する」

健康マネジメントの第3段階

「自分にちょうどいいことを習慣化する」では、

自分の現状と将来どうありたいかをふまえ、

そこに向かうための「自分にちょうどいい習慣」を

考えていきましょう。

自分の体や健康状態に目を向ける

小さな習慣（フック）を手はじめに、

ゆっくりあせらず、習慣化をめざしていきます。

「マインドフルネス・フック」で自分の体に目を向ける

自分の体について毎日考える癖をつける

ここで紹介するのは、自分で自分に目を向けさせる〝きっかけ〟のようなものです。これまで自分の体や健康について考える習慣のまるでなかった人は、いきなり健康マネジメントをはじめるのではなく、まずは**自分の体や健康状態に目を向ける**癖をつけましょう。ランニングや食事制限といった本格的な健康マネジメントをはじめる前に、［図25］で紹介した**「マインドフルネス・フック」を習慣化する**ことをやってみてください。

マインドフルネス・フックは、心身をリラックスさせ、過去や未来でなく「いま」に目を向けるマインドフルネスにより、自分の体や健康状態に毎日意識を向けることを目的とした小さな習慣です。リリース系と制限系があり、リリース系は心身をリラックスさせる習慣、制限系はちょっとした我慢をするような習慣です。

ここに紹介されているものをすべてやる必要はまったくありません。

我慢するのが嫌いな人ならリリース系のフックを1つ選んでやってみる、自分でもさすがにいまの生活はまずいと思っている人なら制限系のフックにトライしてみる、というように、自分に合ったフックを選びましょう。リリース系と制限系を1つずつでもかまいませんし、それぞれを複数選んでやるのもかまいません。ただ、くれぐれも無理をしないようにしてください。

実際にやってみたけれどもつづかない、しっくりこないと思った場合は、そのフックに執着する必要はありません。1週間つづかなければ、一生できないと思ったほうがいいです。すぐに別のフックに変えてみましょう。

三日坊主で終わっても、まったく気にする必要はありません。三日坊主であっても100回やれば、1年で300日健康に目を向けたのと同じことになります。ポジティブに考えましょう。

毎日かならずおこなう習慣とセットでできるもの（食事、歯磨き、入浴など）をやってみるのもいいでしょう。

制限系

【食事編】……………………………………………………………………

- 夕食の前に体重を計る
- 食事開始後何分でお腹がいっぱいになるかを観察する
- お酒は水といっしょに飲む
- 「ながら飲み」はしない
- 食べたくなったらコンビニの前を通らない
- ３分間やり過ごす
- 筋肉がない人は(野菜からではなく)肉から食べる

【運動編】……………………………………………………………………

- エレベーターやエスカレーターは昇りだけ使う。下りは歩く
- 社内ではメールやチャットを使わず、直接話しに行く
- ケーキを食べたら、必ずスクワットをする
- スマホや万歩計で歩数を測り、記録する
- 15分だけ走る

【考え方編】…………………………………………………………………

- 整理整頓をする
- 自分のことを褒めてくれる人が空から見ているとしたら、自分のがんばりをどう言ってくれるか想像する
- 自分を甘やかすことが、自分を育てると自覚する

［図25］マインドフルネス・フック

リリース系

- 湯船につかる
- 風呂で瞑想する
- 風呂に入るときに体のどの部分から温まるかを感じる
- 歩くときに視線を上げる
- 手を腹に当てて深呼吸をする
- 寝るときに体を一度伸ばしてから脱力する
- 478呼吸（①４秒間鼻から吸う②７秒間息を止める③８秒間口から吐く）をしてから寝る
- スクワットをした後の疲れに神経を集中させる
- アイマスクで目を温める
- いつもとは違うルートで帰宅する
- 心が安らぐことの自分リストをつくる
- 好きなお茶やコーヒーの匂いをかぐ

フックの定着後も成功体験をもてる工夫を

自分の体や健康に目を向ける「マインドフルネス・フック」が習慣化したら、いよいよ本格的な生活習慣の改善とその習慣化に進みます。「半年で10キロ減量する」「毎日30分ランニングする」など、掲げたい目標や理想とする習慣はあるかと思いますが、くれぐれも最初から高いハードルを課さないことです。

高いハードルを設定していきなり失敗するのは、習慣化にとってもっともよくないパターンです。マインドフルネス・フックによって高め、維持してきた「自己肯定感」をとたんに下げてしまうからです。よい循環をつくる成功体験も得られません。

はじめのうちは少々物足りなくても、「これならまちがいなくできる」と思えるくらいの低いハードルを設定しましょう。「毎日30分ランニングする」なら「1日10分ランニングする」に、「半年で10キロ減量する」なら「1カ月で1キロ減量する」というふうに。そして、それをクリアしつづけることで成功体験を積み重ね、自己肯定感を維持していきます。

低いハードルをクリアするのがあたりまえの状態になってから、少しずつハードルを上げていってみてください。自己肯定感を維持し、自分の思う行動を習慣化することができるようになるでしょう。

ダイエットを目標にしているのなら、運動よりも食事でやせるほうが短期間で効果が出ます。まずは食事制限からはじめて成果を出し、成功体験を積むとよいでしょう。

「自分にはできないかも」と思うと、本当にできなくなります。

「自分はできる」、その気持ちをどう持続させていくかを大切にしてください。

運動で毛細血管を増やし、認知機能を改善させる

毛細血管密度の高い人は若々しくみえる

健康マネジメントの具体的な方法は、なんでもかまいません。自分の現状と「将来どうありたいか」から逆算して考えます。まずは、私たちの生活習慣の土台となる、運動や食事に関する行動を見直すとよいでしょう。

なかでも運動は、筋力を維持するだけでなく、体の毛細血管を増やし、認知機能を改善する効果がありますので、まったく運動をしない人は短時間の軽い運動からでもぜひはじめてみてください。

年齢を重ねても若くみえる人は、見た目が若々しいだけでなく、実際の健康状態もよく、長生きの傾向があります。それには理由があります。

見た目が若く見える人は、皮膚にツヤがあり、姿勢のいい人が多いでしょう。これは、体の毛細血管の密度が高いからです。歩くときの歩幅が広く、歩くスピードも同世代の人と比べて速いのは、筋力があり、なおかつバランス感覚が衰えていない証拠です。バランス感覚のよい人は脳の毛細血管密度が高いため、認知機能もしっかりしています。

認知症の人は脳の毛細血管密度が低いことが知られていますが、おそらく全身の毛細血管密度も低いと思われます。体の機能はつながっているからです。

毛細血管は全身の血管の99%を占めており、心臓や腎臓など全身で加齢とともに減っていくことが知られています。毛細血管密度が低下すると、血液の循環が悪くなり、血圧や血糖の変動が大きくなります。認知症、視力低下、難聴などにもつながります。

密度を保てば健康状態がよくなり、見た目も若々しくなると思われる毛細血管は、じつは運動で増えることが研究で明らかにされています。また、運動は神経細胞や海馬のサイズを大きくするとの研究報告もあります。海馬は人間の脳のなかで「記憶」をつかさどる部分です。

2009年に日本で発売された書籍『脳を鍛えるには運動しかない！――最新科学でわかった脳細胞の増やし方』（ジョン・J・レイティ　エリック・ヘイガーマン著、野中香方子訳、NHK出版）で、運動が脳の神経成長因子を増やす、ストレスやうつを抑制する、週2回以上の運動の継続が認知症になる確率を半分にするなどの効果があると紹介され、話題になったことをおぼえている人もいるでしょう。

毛細血管密度の低下は「高速道路の大渋滞」につながる

運動が健康によさそうというのは誰もが知っていますが、運動で毛細血管を増やすことが、なぜ健康につながるのでしょうか。

それを理解するために、血管を「高速道路」と「一般道」に分けて考えてみます。

太い動脈や静脈は、道路にたとえると何車線もある広い「高速道路」です。一方、毛細血管は狭い「一般道」になります。

全身の血管が老化していなければ、なんの問題もありません。一般道も高速道路もきれいに舗装されていて、事故も起こっていない、そんな状態だからです。

血圧が急に上がるのは、高速道路で事故が起こって、車が急に渋滞してしまうのに似ています。渋滞を避けるには一般道に降りればいいのですが、毛細血管密度が低下していると、降りる一般道自体が少ないことになります。そうなると、一般道封鎖で高速道路に渋滞が発生した状態と同じになります。人間の体でいえば、動脈や静脈が詰まったり、血圧が急激に上がったりして、体調悪化を引き起こす事態におちいります。

冬場になると、高齢者の浴室での死亡事故が増えます。これは、まさに「高速道路の大渋滞」と同じことが起こっているわけです。高齢者は全身の毛細血管の密度が低下しています。そんな人が急に浴室へ行くと、毛細血管という血液の逃げ場がないため、血圧が急激に上がってしまうのです。

この理屈を知っていれば、冬の浴室事故は避けることができます。

たとえば、通常の最高血圧が高めの150mmHgの人がいたとしましょう。通常血圧20

0mmHg で死ぬことはないと思いますが、死亡に至るラインをわかりやすく200mmHg とします。

150mmHg の人が寒い浴室へ行って血圧が200mmHg に上がるとすると、死に至るまで50 mmHg しか余力がないことになります。血圧が120mmHg の人なら80 mmHg の余力があります。

血圧が急激に上がる行動をとった場合、この余力がある人のほうが命の助かる確率が上がります。そのため、高血圧の人には血圧を下げましょうとわれわれ医師はいうわけです。

一方で、こういう考え方もできます。

自分の血圧の変動に無頓着な120mmHg の人と、血圧が上がらないように自己管理している150mmHg の人がいた場合、後者の方が長生きできる可能性もあるのではないかということです。余力は120mmHg の人のほうがあるのですが、急激に血圧が上がらないように気をつけることも大事だからです。

ただ、血圧が急激に変動するような行動をつねに避けられるとは限りませんから、日頃の運動によって毛細血管を増やしておくことはやはり大切です。

運動は筋力を維持し、歩行機能を落とさないために、ぜひ習慣化するべきです。毛細血管密

度を低下させず、認知症を予防するためにも、運動は不可欠なものなのです。

「開眼片足立ち」から無理なくはじめる

とはいえ、運動習慣のない人がいきなり運動をはじめるのは難しいかもしれません。なにをしたらいいのかわからない人もいるでしょう。

そこで私がおすすめしたいのが「開眼片足立ち」。両手を腰に当て、両目を開けた状態で片足立ちを維持するだけです。

年齢によって「これぐらいできれば合格」という目安はありますが、まずは20秒できるかどうかにチャレンジしてみてください。上げた足を床についてしまったり、軸足がずれたりしたら、そこで終了です。くれぐれも転倒に注意してください。

じつは、開眼片足立ちを20秒維持できない人は、「隠れ脳梗塞」と認知機能低下のリスクが高いとの研究結果があります。隠れ脳梗塞とは、脳梗塞の発作（ろれつが回らない、手足の麻痺など）が出ていないにもかかわらず、ＣＴ（コンピューター断層撮影）検査やＭＲＩ（磁気共鳴画像法）検査で見つかる脳梗塞のことです。

［図26］年齢別閉眼片足立ち時間の平均値

年齢	時間
20歳	80〜90秒
30歳	80秒
40歳	50〜60秒
50歳	40秒
60歳	20〜30秒
70歳	15秒

＊「高年齢者の安全確保のための機器及び作業システムの開発に関する特別研究（第１報）」、SRR-No.13、（独）産業安全研究所（現（独）労働安全衛生総合研究所）梅崎重夫、深谷潔 より作成

京都大学の田原康玄（たばらやすはる）先生のグループは、健康な中高年者１３８７人（平均年齢は67歳）を対象に、脳の小血管の状態をＭＲＩ検査で調べました。その結果、20秒以上開眼片足立ちができない人は、脳小血管疾患（隠れ脳梗塞）や認知機能低下のリスクが高まることが明らかになりました。開眼片足立ちができないということは、筋力が低下し、バランス能力が衰えているということ。全身が老化して毛細血管密度も減っているため、脳疾患や認知力低下が起こるのです。

この開眼片足立ちは、私が診療を担当する行動変容外来でも患者さんにもやってもらっています。

さらに、閉眼片足立ちもやっていただいて

います。［図26］をみてください。年齢別に閉眼片足立ち時間の平均値を示しました。

これで自分のバランス感覚や筋力のレベルがわかるだけでなく、病気のリスクまで知らせてくれるため、できなかったときに患者さんが受けるインパクトは大きいものです。それだけに、この片足立ちのチェックが行動変容のきっかけの一つにもなっています。「このままではまずい」と実感し、患者さんが自分から運動をはじめるようになるのです。

たとえ平均値に満たなかったとしても、がっかりすることはありません。毎日やっていればバランス感覚や筋力が少しずつ向上し、片足立ちを維持できる時間を延ばせます。ロコモティブシンドローム対策になり、転倒防止にも役立ちます。脳の神経細胞の密度が増え、脳梗塞や認知症の予防につながる可能性もあるのです。

脳の神経細胞ネットワークは年代別に強化する

９つの因子の除去で認知症の３分の１は予防できる

認知症の予防にとって、毛細血管の密度を維持する以外にも欠かせないことがあります。それは、脳の神経細胞ネットワークをいかに強化するか、です。ネットワークを強化するには、年代によってやるべきことが変わってきます。

認知症のなかでもっとも患者数の多い「アルツハイマー型認知症」の原因は、脳にアミロイドβとタウというたんぱく質が蓄積し、アセチルコリンが減少することとされています。それにより、脳の神経細胞が少しずつ死滅して減少していき、アルツハイマー型認知症になるのです。

一度、これらの異常たんぱく質が蓄積すると、元に戻すことは難しいそうです。脳の状態を元に戻す、つまりアルツハイマー型認知症を治すことができないのであれば、私たちはどうするべきでしょうか？　そう、予防が重要になるのです。

認知症を予防するなんてできるのか？　と思う方もいらっしゃるでしょう。じつは２０１７年、認知症の予防に関する医学論文が発表されました。世界的に権威ある医学雑誌『ランセット』に掲載されたその論文には、認知症にかかわる9つの因子を除去することで、認知症の3分の1は予防できるとあります。9つの因子とは、

幼少期の質の低い教育
難聴
高血圧
肥満
喫煙
うつ
運動習慣のなさ
社会的な孤立
糖尿病

です。これらの因子の除去は、年代別に力点を変えておこなうのが効果的とされています。

論文によると、因子を除去するには、まず幼少期に質の高い教育を受けることが大切です。

［図27］ライフステージ別の認知症予防対策

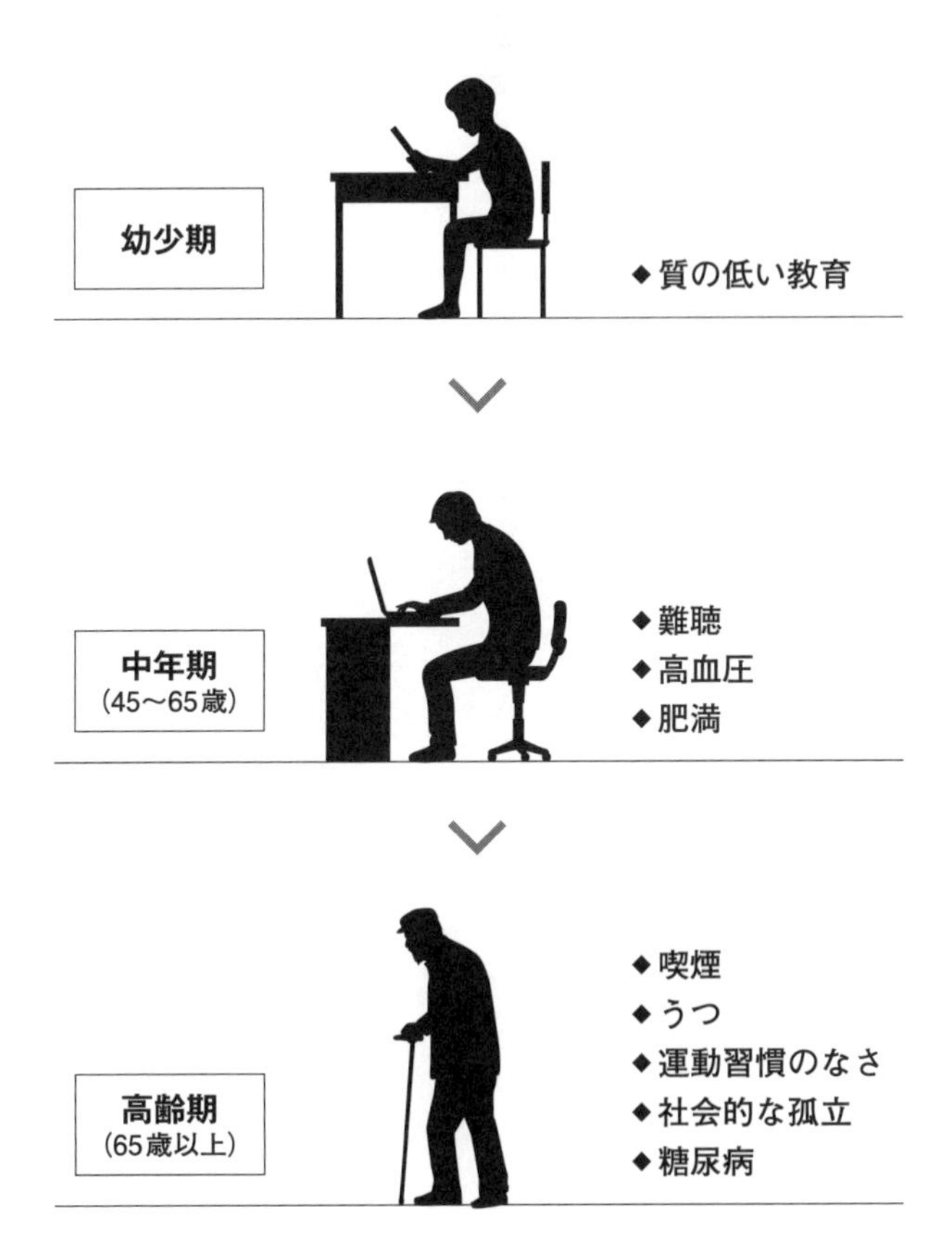

人間の脳の神経細胞ネットワークの基礎は子どものときにつくられるからです。働き盛りの中年期（45~65歳）には難聴と高血圧、肥満への対策を、高齢期（65歳以上）には喫煙を避け、適度な運動をおこないながら、うつ病、社会的孤立、糖尿病への対策をすべき、とのことです。

こうして年代別に認知症の因子を除去しておけば、脳の神経細胞ネットワークが充実します。ネットワークが充実していれば、脳に少々の異変が起こっても、残ったネットワークを使って認知機能を維持できる可能性が高まります。つまり、日常生活を支障なくすごすことができるのです。

高血圧や糖尿病、喫煙、肥満は脳にダメージをあたえる

少々の異変が起こっても、残った神経細胞ネットワークを使えば日常生活に支障は出ない、とはどういうことか、説明しましょう。

仮にあなたが認知症になり、自宅から東京駅へ行く経路がわからなくなったとします。地下鉄だと乗り換えなしで行けるため、以前は地下鉄をよく利用していました。ところが、地下鉄で行くことをどうしても思い出せない日がありました。そのとき、地下鉄を思い出すことに固執し、別の移動手段を考えることができないのが認知症患者さんの病態です。

「東京駅へ行く」目的を果たすことを優先するなら、少々不便ではあってもバスやJRを乗り継ぐ代替手段を思いつくことができればいいはずです。このときに重要になるのが、神経細胞ネットワークをどれだけ充実させてきたか、なのです。

俳優の名前にしても同じです。有名な俳優なのに、とっさに名前が出てこないことは誰でもあります。しかし、名前が出てこなくてもいいのです。その俳優が出ていたドラマや映画、そのときの共演者を思い出したりしながら、最終的に俳優の名前にたどり着くことができれば、日常生活になんら支障はありません。脳の認知機能は保たれているといえるのです。

脳の神経細胞ネットワークがしっかりしているほど、認知症予防につながります。また、認知症になったとしても、かんたんに認知機能が衰える可能性は低くなります。先に紹介した9つの因子は、いずれもこのネットワークを減少させる要因となるものです。

高血圧や糖尿病、喫煙、肥満は脳にストレスやダメージをあたえます。脳をはじめとする体内の毛細血管量、体内水分量が低下した状態になることが原因でしょう。アルツハイマー型認知症の患者さんでは、脳の血管密度が低下していることがわかっています。

また糖尿病は、アルツハイマー型認知症の原因物質と疑われるアミロイドβが蓄積しやすくなるなど、病気の進行を早めてしまう可能性が指摘されています。

難聴やうつ病も脳の神経細胞を減少させます。周囲とのコミュニケーションがうまくできなくなると、結果として家に引きこもるようになり、頭を使うことがなくなっていきます。すると脳の神経細胞のネットワークが衰えてしまい、認知症になってしまうのです。

いまから幼少期の教育の質を高めろといわれても、私たちには無理です。しかし、認知症を防ぐためにいまからできることもあります。

あなたがいま45~65歳の働きざかりなら、食事に気をつけ、適度な運動を心がけ、高血圧や肥満、難聴のリスクを減らしましょう。運動は血管密度を増加させることがわかっており、認知症予防の方法として有力視されています。難聴もできるだけ予防しましょう。難聴の原因は加齢だけではありません。大音量でテレビを見たり音楽を聴いたりすること、騒音のある場所に長時間いること、過度なストレスなどは避けましょう。おかしいなと感じたら早めに治療することも大切です。

幸福と健康に影響をあたえるのは人間関係

65歳以上の方は喫煙をやめ、うつ、運動不足、社会的孤立、糖尿病の対策に力を入れましょう。

脳の神経細胞ネットワークを維持するには、人とのつながりが大切です。うつや社会的孤立を防ぐためにも、外へ出てコミュニティに参加し、人との交流をもちましょう。

私たちはコミュニティに参加していないと運動量が格段に落ちます。スポーツのコミュニティでなくとも、外へ出かけて友人とコミュニケーションをとることは体を動かし、脳を活性化することにつながります。あまり体は動かしませんが、長電話も認知機能に刺激をあたえてくれそうです。

コミュニティへの参加が、幸福と健康に影響をあたえることは、研究でも証明されています。ハーバード大学の成人発達研究所は「幸福と健康を持続させるためにはなにが必要なのか」というテーマで1938年から研究をつづけています。724人の男性を70年以上にわたって追跡し、その人生に起こった出来事、家庭、仕事、健康状態を記録・分析しつづけたのです。

その結果わかったのは、80歳のときに健康であるかどうかは、50歳での人間関係で決まるということです。私たちの幸福や健康を決定づけるのは仕事や財産ではなく、家族や友人、コミュニティを通して築く良好な人間関係だとわかったのです。

いま、職場以外にコミュニティのない人は新しいコミュニティを見つけ、その中の人たちと良好な関係を構築していくことをおすすめします。65歳以上になってから新しい人と出会ったり、新たにコミュニティを探すのはおっくうになります。50歳といわず、30代、40代のうちから仕事以外のコミュニティを複数見つけておきましょう。

ここでは、年代別の認知症因子の除去策を紹介してみました。いまの自分に不足するものがあれば、これから考える健康マネジメントにぜひ落としこんでみてください。

血圧と塩分の関係を知っておこう

人間の体は塩を食べるように進化していない

健康マネジメントは、「食事」の切り口でも考えてみてください。ここで一つ、おぼえておいてほしいことがあります。それは、「人間の体は、塩を食べて平気なように進化していない」

ということです。
人類が狩猟採集民だった旧石器時代、彼らは食料の獲物や植物に塩を振って食べていたわけではありません。塩を振った食事をするようになったのは、わずか4000年前のこと。私たちの体は200万年ともいわれる時間かけて、肉や魚、植物にもともと含まれている塩分を取りこみ、それを体内に保持するように進化してきました。そのため、食物がもともと含んでいる塩分でなく、精製した塩を摂取すると血圧が上がってしまうのです。

人間の体に必要な塩分量は決まっています。それより体内に入ってくる塩分が多ければ、腎臓はふだんより塩分の多い、濃い尿をつくって体外に出していきます。たくさん水を飲んだ日には、塩分の少ない大量の尿をつくります。
腎臓は、人間の体の「恒常性」をつかさどる臓器です。体内の血液を集めて濾過し、体に必要な成分を再吸収したうえで、不要な塩分や老廃物を尿とともに排出しています。この「フィルター」としての働きにより、腎臓は人間の体液組成やイオンバランスをつねに一定に保ち、大きな変動が起こらないように日々調整しているのです。

私の専門は腎臓で、「腎臓・高血圧内科」の医師として仕事をしています。「腎臓」と「高血圧」が同じ診療科にあるのは、腎臓と血圧がそれだけ密接に関係しているためです。

遺伝子改変をおこなって高血圧にしたマウスの腎臓を正常血圧のマウスに移植する実験では、正常なマウスも高血圧になるとの結果が出ています。高血圧の原因の一つに、機能の低下した腎臓が関係しているのです。

「糖質制限」は塩分のとりすぎになる危険性も

必要以上の塩分を摂取していると生活習慣病が悪化します。大きな負担がかかる腎臓はどんどん老化してしまいます。

日本高血圧学会の推奨する1日の塩分摂取量は6グラム未満です。そのため、塩分摂取はひかえる方向で食事を見直してみましょう。とくに日本人は日常的に味噌やしょうゆを使うため、知らずしらずのうちに塩分を多くとってしまいがちだからです。

行動変容外来では看護師と管理栄養士の協力のもと、患者さんに塩分量を調整した3種類の味噌汁を飲みくらべてもらうことがあります。患者さんに、自分がふだん飲んでいる味噌汁の塩分量がどれほど多いか知ってもらうためです。

調味料の塩分含有量は、「しょうゆ」「ソース」「ケチャップ」「マヨネーズ」の順で少なくなっていきます。なんにでもしょうゆをかける人がいますが、あれはやめましょう。しょうゆでなくてはならないもの以外は、ほかの調味料に置きかえられないか考えてみてください。酢を使うと、塩による味つけをおさえても満足感が得られます。

いま流行りの「糖質制限」によって、結果的に塩分をとりすぎていないかについても注意が必要です。

糖質制限では、白米やパンといった糖質をとらないぶん、おかずを多めに食べてもよいとするメソッドがあります。ただ、おかずにはかならずといっていいほど塩や調味料が使われています。

白米に塩をかけて食べる人はいません。また、白米やパンといった炭水化物の糖質は体に必要なものです。おかずをたっぷり食べるよりは、塩や調味料をかけなくても食べられる白米をひかえめに食べるほうがいいのです。なにごとも極端や無理はよくありません。

このように、血圧と塩分には密接な関係があります。このことを踏まえたうえで、食事の習慣を見直してみましょう。一日に二食、三食と味噌汁を食べている人は夜だけにする、食事を薄味にする、しょうゆを別の調味料に置きかえる、酢で味つけしてみる。糖質制限はやめ、おかずもご飯も腹八分めで食べる。できることはいろいろあります。

いまを変えなければ、未来は変わりません。ハードルの低い、できそうなことからすぐに試してみましょう。うまくいかないのなら、別の方法を探しましょう。

その降圧剤に「利尿剤」は入っていないか？

逆に、塩分が不足して命を危険にさらす場合があることもお伝えしておきましょう。

本書の読者のなかには、すでに降圧剤を飲んでいる人もいると思います。その降圧剤に「利尿剤」が含まれているかどうか、把握していますか？

処方される降圧剤のなかには、利尿剤の入っているものがあります。利尿剤入り降圧剤を飲むと、尿といっしょに塩分が排出されるため、血圧を下げる効果が期待できるからです。

利尿剤入りの降圧剤を飲んでいるなら、夏は注意すべきです。汗をかくことで塩分を失っているにもかかわらず、さらに尿といっしょに塩分が排出され、脱水症状におちいることがあるからです。とくに冷房を使いたがらない高齢者は、ただでさえ腎臓が老化しているため、本来、必要な塩分まで利尿剤によって排出してしまう場合があり、注意が必要です。

自分や家族が降圧剤を飲んでいるなら、利尿剤が入っているかどうか確認しておきましょう。医師から出される薬の名前は知っていても、それがどんな薬が詳しく知ろうとする人は多くないでしょう。人によっては医師や薬剤師にまかせきりで、飲んでいる薬の名前を知らない人もいます。

しかし、患者さんの側も医療リテラシーを高めないと、病院や薬に依存し、ときには脱水症状や副作用の危険性にさらされながら100年を送ることになってしまいます。常用している薬があれば、それがどんな薬なのかは知っておくべきです。知らなければ、不調が出たときもなにが原因かわかりませんし、薬が原因かもしれないと考えることすらできません。

人生100年時代は、薬においても「自分のことを知る」のが大切です。

血圧と睡眠の関係を知っておこう

高血圧の原因は寝不足？

健康診断で血圧を測り、ふだんの値より高かったらあなたはどう思いますか？「やばいな、ついに自分も高血圧か？」「病院まで歩いてきたから血圧が上がっているんだろう」……こんなふうに考える人が多いのではないでしょうか。医師も、患者の血圧がいつもより高いことがつづけば、降圧剤を出すことを考えはじめるかもしれません。

しかし、ここでぜひ知っておいてほしいことがあります。それは「血圧が高かったら睡眠不足を疑ってみる」ことです。

あまり意識する人はいないかもしれませんが、血圧と睡眠には密接な関係があります。しっかり眠っていないと、自律神経が休めず、興奮状態になってしまいます。そうなると血管が収縮し、心拍出量が大きくなり、高血圧になってしまうのです。睡眠時無呼吸症候群でも高血圧になることがあります。

寝不足で血圧が上がるかどうかは個人差がありますので、まずは家庭血圧を習慣化して、自分が寝不足で血圧が上がるタイプか、そうでないかを知りましょう。

現代医療は「3分診療」ですから、「あなた、最近寝不足なのではありませんか?」と日常生活にまで踏みこんで聞いてくれる医師はそう多くはないでしょう。血圧が高いとわかったときに医師に薬を追加されてしまうのではなく、「最近仕事が忙しくて寝ていないせいで、血圧が高いのかもしれません」と自分で答えられるようになるのが理想です。

血圧が高く、なおかつ睡眠不足なのであれば、まずは薬に頼らず、自分でできる生活習慣改善をしてみてください。しばらくつづけても血圧が正常値に下がらない場合は、降圧剤を使った治療や睡眠時無呼吸症候群の可能性を考えてみるべきです。

眠れないのなら睡眠導入剤を、と考える人もあるかもしれませんが、運動をするようになればぐっすり眠れるようになる人もいます。まずは薬に頼らない方法を考えましょう。

仕事をいまより早めに切り上げる、寝る前の1~2時間はブルーライトを発するスマートフォンやパソコンをさわらない、適度な運動を心がける、血圧が高いときは深呼吸をするなどのリリースの方法を知っておく……。食事の改善と同じで、いきなりたいそうなことをしようと力むことはありません。無理のない範囲ではじめてみてください。

「ブルーマンデー」に気をつける

睡眠不足は日常生活のパフォーマンスを落としてしまうだけではありません。寝不足続きで高血圧だと、脳梗塞や心筋梗塞といった心血管系の急性疾患の危険性も増してしまいます。

脳梗塞や心筋梗塞は、月曜日の午前中、とくに午前10時頃が多いことをご存じでしょうか。しかも30~60代前半のビジネスパーソンに起こりやすいことがわかっています。このことは2017年、独立行政法人労働者健康安全機構・旭労災病院の医師らが発表した「職場高血圧に関する調査研究」で明らかになりました。

月曜日午前中に起こる心血管系の急性疾患の原因は、「高血圧」です。

前にもお話ししたとおり、私たちの血圧は24時間でみると変動があります。安静時血圧が正常値の人が、24時間つねに正常値であるとはかぎりません。起床時や就寝前の安静時血圧が正常値であるにもかかわらず、それ以外の時間帯で高血圧になっている人を「仮面高血圧」といいますが、この仮面高血圧の人は月曜日の午前中に職場のストレスで急激に血圧が上がり、その結果、脳梗塞や心筋梗塞を引き起こす危険性があるというのです。

金曜日の夜になると急に元気が出て週末はしっかり遊べるのに、日曜日の夕方から憂鬱になってしまう。そんな「ブルーマンデー症候群」「サザエさん症候群」気味の人はとくに気をつけるべきでしょう。

気分が急激に上下するような不規則な生活を避け、週末と平日がスタートする月曜日の差がないようにします。睡眠をじゅうぶんにとり、こまめに血圧を測る。ストレスを受けにくくなるように、緊張感をほぐす自分に合ったマインドフルネスなどを実践してください。

月曜日の仕事がハードになりすぎないように、月曜日の仕事量を調整しておくことも大切だ、と労働者健康安全機構の調査結果は結ばれています。

ダイエットに我慢は禁物。低いハードルではじめる

嫌なことは長続きしない

健康マネジメントを考えるにあたり、ダイエットを計画している人もいるかもしれません。ただ、一つ注意点があります。それは「けっして我慢が必要なダイエットをしないでほしい」ということです。

本書でもくりかえし述べてきたように、私たちは自分に向かないこと、嫌なことはけっして長続きしません。いくら体によくても、不向きで嫌いなことは継続できないのです。

ダイエットでリバウンドしてしまう人がいるのも同じ理屈です。我慢が必要なほど無理なダイエットをすると、その反動で目標体重に達した後、太っていたころの食生活に戻ってしまうのです。

ダイエット成功後も目標体重を維持するのであれば、ダイエットをしていた時期の半分程度の食事制限を維持するべきだとされています。ダイエットをはじめるなら、この「目標体重に

達した後、どうやってそれを維持していくか」までを織り込んだ計画を立てるべきです。

いままでまったく食事に気をつかっていなかったのに、気合いの入りすぎたダイエット計画を立てると、おそらく挫折してしまうでしょう。こうなると無駄に自己肯定感を損ねてしまい、せっかくわきあがってきたやる気まで失ってしまうことになりかねません。

太る行動を10個書き出してみる

健康マネジメントに取り組みたい、その気持ちをまず大切にしてください。そのうえで、無理のない計画を立てることをおすすめします。

ダイエットの計画を立てるのには、コツがあります。まず、自分の太る原因と思われる行動を10個、紙に書き出します。次に、一番悪いと思う行動から順に、1から10まで番号をふります。

ダイエットを成功させたいなら、もっとも太ることから順にやめていけばいいと考えるでしょう。しかし、それが挫折のもとです。

もっとも太ることは、あなたにとって楽しい、あきらめたくない習慣である場合が多いのではないでしょうか。その行動を長期間、本当に断ちつづけることができますか？　おそらく無理でしょうし、そんな生活は味気ないものです。なるべく自分にとってやめることがつらくない行動から変えてみる。そう考えたほうが健康マネジメントはつづきます。

我慢が必要なほど無理な食事制限をしてもつづかないことは、私自身、経験から実感しています。

私は好きに飲み食いしていると、適正体重57〜58キロが62キロまで増えてしまいます。ですが、好きなビールやご飯を我慢すれば、かんたんに適正体重に戻すことができるとわかっています。

だからといって、ビールとご飯を一生やめる生活をしたいか、といわれれば答えはノーです。自分の好きなお酒や食事を楽しめない人生なんてつまらないですし、そんな無理がつづくとも思えません。

そのため、私はビールを飲んだ日はご飯を食べない、ご飯を食べたらビールは控えるというふうに、無理のない、これならできそうと思えるルールを自分でつくり、実行しています。

ハードルの高いことを一度にやらない

行動変容外来でも、肥満を解消したい患者さんに、太る原因と思われる行動を10個書き出して番号をふってもらっています。そして、私はこう尋ねます。

「いちばん悪い行動をやめられますか?」

患者さんが「できる」と即答しても、私は「本当にできますか?」と念を押します。すると患者さんのなかには「……やっぱり無理かもしれません。2番目、いや3番目の行動ならやめられるかもしれない」とおっしゃる方が出てきます。

そこで私は、患者さんにこうアドバイスします。

「1番目と2番目の行動をいっぺんに断つのはやめてください。ハードルの高いことを一度にやって失敗し、ダイエットをしようと思った気持ちまで台無しにしてはもったいない。もっとハードルの低いことからはじめませんか?」

健康マネジメントをつづけて適正体重を維持するのは、一時のことではありません。人生100年時代に、死ぬぎりぎりまで人生を楽しみたいのなら、無理なく、ずっとつづける必要があるのです。だからこそ、ダイエットに無理は禁物なのです。

「習慣化のための21のメソッド」で成功体験を積み重ねよう

無理なく習慣化するためのコツ

本章冒頭で紹介した「マインドフルネス・フック」で自分の体に目を向ける習慣が定着してきたら、今度は本格的な習慣化に入りましょう。その際、次頁の「習慣化のための21のメソッド」をぜひ参考にしてみてください。

これは、私が行動変容外来で患者さんの診療を通して見出した、スムーズな習慣化のためのコツです。健康マネジメントにおける挫折をなるべく減らし、無理なく習慣化をめざすことを目的としています。

問題が起こったら、この21のメソッドをながめて、解決に役立ちそうなことをやってみてください。**習慣化のためには、とにかく高いハードルを自分でつくらないこと、無理をして自己肯定感を損なわないことが大切です。**

［図28］習慣化のための21のメソッド

❶ 習慣化させたいことの必要性を考える（過去や未来でなく現在を重視する）

❷ 自分で方策を考える

❸ 1つからはじめる（複数から1つを選ぶ）

❹ 初期目標は低くし、段階的に目標を上げる

❺ 実際にやってみる

❻ 既存の習慣と結びつける

❼ 時間を決める

❽ 協力者をピックアップする

❾ 方策に名前をつける

❿ かんたんな記録を取るようにする（自己に興味を持つ）

⓫ やる気がなくてもその場に行ってみる

⓬ 逃げることができない状況をつくる

⓭ 習慣が途切れそうなときの対処法を決める

⓮ 1週間以上つづかなければ、一生つづかない。別のやり方に移る

⓯ 瞑想する

⓰ 自分にご褒美をあげる

⓱ 進歩している自分を楽しむ

⓲ 褒める

⓳ 3分やり過ごす

⓴ できなかったことを意志のせいにしない

㉑ 妨げになる行為に名前をつける

1つずつ、その意図を解説しておきます。

❶ 習慣化させたいことの必要性を考える（過去や未来でなく現在を重視する）

将来にわたって健康な体を保つことを考えるならば、「緊急でなく重要なこと」をはじめるのに早すぎることはありません。現在を変えなければ、未来を変えることはできないのです。なぜ、それを習慣化させる必要があるのか？　その問いに答えを出すには、現在のあなたの体、健康状態に目を向け、行動を変えていく必要があります。このことを習慣化の前に確認しておきましょう。

❷ 自分で方策を考える

自分が決めたのではないこと、人から押しつけられたことをやるのは気がめいるものです。しかし、自分で考えて、やると決めたものならまだやりやすいのではないでしょうか。本書で紹介したやり方をもとに、自分で新しい方策を考えましょう。

❸ 1つからはじめる（複数から1つを選ぶ）

❷とも関連がありますが、自分で方策を1つ選んではじめることの重要性をいっています。いくつかある候補のなかから1つを選んではじめることで、自分の意識がその1つに集中します。そして、より実現可能性の高そうな1つを選ぶことも重要です。実現のハードルを低くし、成功体験を積めば自己肯定感を高めるからです。

あなたが太りやすい傾向があり、その要因としてビール、白米、アイスクリーム、スナック菓子、夜食があるとします。すべてをやめられればこんなにかんたんなことはありませんが、それは難しいでしょう。ハードルが高く、実現できない可能性が高い。だから、5つを全部制限しようなどとは考えず、そのなかから1つだけ、制限するものを選んでやってみてください。そのほうが、習慣化がうまくいきやすいのです。

❹ 初期目標は低くし、段階的に目標を上げる

これもハードルを低くし、成功体験を積み重ねることの重要性を語っている項目です。はじめの一歩となる目標はなるべく低く設定してください。

とくにはじめのうちは、食事も運動も両方やろうとしないほうがいいでしょう。仕事が忙しいときは食事中心の取り組みだけをする、接待が多い（外での飲食が避けられない）ときは運動中心の取り組みをする、というふうに目標を低くしておきましょう。

うまくいきはじめたら、段階的に目標を上げていけばいいのです。

❺ 実際にやってみる

あれこれ悩むこともあると思いますが、習慣化したい行動を決めたら、とにかく一度やってみてください。やってみて、これは嫌だ、無理だと思えば、すぐにやめればいいのです。三日坊主に終わっても、「じゃあ次へ行こう」でいいのです。「2つめの三日坊主をやってみるか」くらいの軽い気持ちでまずは行動してみましょう。それが自分に向いているかどうかも早い段階でわかります。

❻ 既存の習慣と結びつける

新しい習慣をつくるのは難しいことです。ですから、既存の習慣と結びつけることを考えましょう。体重測定の習慣を身につけたいのなら、「毎食、食べる前に必ず体重計にのる」、これでOKです。ウォーキングの習慣を身につけたいのなら、「燃えるゴミの日にゴミ出しをしたら、そのまま散歩に出かける」でもかまいません。

こんなことも難しいときは、1日1回、とにかく自分の健康状態について考える、というのでもかまいません。自分の体に目を向ける習慣を身につける。運動や食事制限ではありませんが、これも立派な習慣です。

私が行動変容外来の患者さんにすすめているのは、いつも左手首にはめている腕時計を右手にはめることです。いつもと反対の腕にはめているだけで違和感があるため、慣れるまでは「あれ、なんで腕時計を右手にしているんだっけ?」と考えてしまいます。このとき、「ああ、自分の健康状態に目を向けるためにやったんだった」と意識が向きます。最初はこんなかんたんなことでよいのです。

❼ 時間を決める

習慣化したいのなら、時間を決めて、毎日同じ時間帯にやることが有効です。既存の習慣と結びつけてセットでやる場合、ますます同じ時間にやることが大切になるでしょう。

❽ 協力者をピックアップする

人から言われるとやる気が失せるという人もいますが、人に協力してもらったり、注意してもらったりしたほうが習慣化がうまくいく人もいます。第4章で紹介した「性格傾向テスト」で、自分がどのタイプにあてはまりそうか、傾向をつかんでおくといいでしょう。

協力者の存在が有効な人なら家族にリマインドしてもらう、やっていないときは声をかけてもらうといいでしょう。あるいは健康について同じ悩みをもつ友人と競争してみるのもいいかもしれません。会社の同僚に、職場ではお菓子を食べないと宣言してみるのもいいでしょう。

❾ 方策に名前をつける

第3章で、ネガティブなものには名前をつけるとお話ししましたが、これから習慣化したい行動に名前をつけるのも「客観視する」という点で有効です。たいした意味はありませんが、そういうものにひそかに名前をつけて自分の中でおもしろがりながら習慣化をめざしていくやり方もあります。

⑩ かんたんな記録を取るようにする（自己に興味を持つ）

習慣を実行できたらカレンダーに○をつけたり、手帳に書き込んだりするだけで、達成感や自己肯定感をもつことができ、習慣化がスムーズにいく人がいます。そういうタイプの人は、積極的に記録をしていきましょう。

私の患者さんで、毎日のウォーキングの歩数を記録しただけで、格段に自己肯定感の上がった人がいます。1日1万歩をめざして歩くのが楽しくてしかたないようです。彼はその後、生活習慣病を克服し、どんどん出世して社長にまでのぼりつめました。性格もよりポジティブになりました。

方法としては、カレンダーや手帳に手書きしてもいいですし、スマートウォッチやスマートフォンのヘルスケア系アプリを使うのもいいでしょう。

⑪ やる気がなくてもその場に行ってみる

たとえば、ジムに行く習慣を身につけたい人は、どうしてもやる気が出ない日があってもジムに行くことだけはやってみてほしいのです。そのほうが自己肯定感を落とさずにすみます。要は「ジムに行っただけの自分も認める」ことです。自分に甘すぎると思うかもしれませんが、それほどハードルは低くていいのです。とにかくつづけることが重要です。

⓬逃げることができない状況をつくる

追い込まれれば追い込まれるほど力を発揮できるタイプの人は、逃げることができない状況をつくるのが有効です。ジムの高額な入会金をさっさと払ってしまう、高価なウェアや道具を購入する、などです。

⓭習慣が途切れそうなときの対処法を決める

本気でやせようと思っている人は、毎日体重計にのります。反対に、ダイエットに対するやる気が落ちている人、食べ過ぎているなと自分でわかっている人は、体重計にのらなくなる傾向があります。自分が太りつつあるのがわかっているから、現実逃避しているのです。

ダイエットの習慣化が順調なときは、毎日体重計にのる必要はありません。週に一度くらいで十分です。それより、食べ過ぎたなと感じたときほど体重にのる、といった対処法を決めておく。

こうした対処法は、習慣化をはじめる前や、順調に習慣化をつづけているときに考えておくといいでしょう。

⑭ 1週間以上つづかなければ、一生つづかない。別のやり方に移る

1週間以上つづかない習慣には、固執することはありません。さっさとやめて別の習慣をスタートさせましょう。自分に向いたやり方はいつかかならず見つかります。

このときも、「子育て」と同じように考えて頭を切り替えます。たとえば、子どもにピアノを習わせはじめたけれど、興味がなく、練習もしようとしなかったとします。そういう子に無理やりピアノをさせようと思ってもダメです。いやいや練習してもものにはなりません。

健康マネジメントも同じです。全員に同じやり方が合うわけはないのです。「この運動はそれほど好きじゃない」と思うなら、別の運動を選んでみましょう。

⑮ 瞑想する

うまくいかないことがあったら、瞑想してそのことをリリースしましょう。お風呂で目をつぶってもいいですし、深呼吸してもいい。瞑想はマインドフルネスのひとつですが、マインドフルネスはどんな性格の人にもある程度効果があるといわれています。私も行動変容外来の患者さんに実践をすすめています。

⑯ 自分にご褒美をあげる

自分にご褒美をあげるのは、自分を褒めることです。それにより自己肯定感を維持したり、高めたりすることができます。

⑰ 進歩している自分を楽しむ

自分のできないことに目を向けるのではなく、できたことに目を向けましょう。「1週間はつづかなかったけれど、3日はできた」「いつもより距離は短かったが、ランニングをした」

というふうに。

⓲ 褒める

極端なことをいえば、ダメだったときでも褒めてください。これもやはり「子育て」の視点です。

⓳ 3分やり過ごす

喫煙でも過食でも、3分間だけその衝動をやり過ごせば気持ちが落ちつくといわれています。スナック菓子を食べたくなったらガムを噛む、友人に電話する、シャワーを浴びるというように、その誘惑と両立しないことをやってみてください。いくらなんでも、シャワーを浴びながらスナック菓子を食べようとはしないでしょう。

⑳できなかったことを意志のせいにしない

くりかえしになりますが、失敗したことを自分の意志のせいにすると、とたんに自己肯定感を落としてしまいます。失敗したら、自分の意志が弱いのではなく、やり方が悪かったと思うことです。

たとえば、毎日走ると決めたけれども、それを実行できなかったとします。その場合、毎日はやめて1週間に1回走ればいいことにする、走るのはやめてスクワットにするなど、ハードルを低くして再チャレンジしてみましょう。

㉑妨げになる行為に名前をつける

私は自分にとっての嫌なことに「ジャック」と名前をつけていると第3章でもお話ししました。嫌なことがあったら「ジャックが来た」「ジャックが来たからしかたないね」と思って、それ以上深く考えるのはやめます。

けっして自分のせい、意志のせいにしないことです。

おわりに

診察して薬を出す。
そんな、どこにでもいる「ふつう」の医師だった私が、大学病院では日本にひとつしかない「行動変容外来」を立ち上げたのは、「腎臓」を専門としていたからではないか、と考えることがあります。

腎臓は、私たちの体の「恒常性」をつかさどる臓器です。体中の血液を集めて濾過し、必要な成分を再吸収し、不要な塩分や老廃物は尿といっしょに排出する。この「フィルター」のような働きによって、私たちの体液組成やイオンバランスを常に一定量に保っています。塩分を過剰に摂取した日もそうでない日も、一定の体液組成を維持する。今日も明日もあさっても、体の状態が大きく変動しないようにする。そんな生体の恒常性の維持を、腎臓は担っています。

生活習慣病の患者さんを診つづけるうちに、日常のストレスによって自己肯定感も体力も大きく損なうことがないようにする「健康マネジメント」の本質と腎臓の恒常性維持の働きとが、自分のなかでしだいに関連づけられていきました。

私たちは日々、さまざまな刺激を受けながら過ごしています。いいことがあった日もあれば、嫌なこと、つらいことのある日もあります。暑さや寒さが厳しいときもあれば、忙しくて食事もロクにとれない時期もあるでしょう。

そんなストレスにさらされながらも、私たちは心身の「恒常性」を維持し、毎日できるだけ同じように元気に過ごす必要があります。人生１００年時代、その必要性はさらに増していくでしょう。

私たちの体は、年を重ねるたびに徐々に恒常性が失われていきます。若いころは多少暴飲暴食をしても大きく変動しなかった血圧や血糖値が乱高下したり、ストレスに敏感に反応したりするようになります。これは、ある程度はしかたのないことです。

ただ、私たちは長期的な健康マネジメントによって老化を遅らせることができます。恒常性のいちじるしい低下も避けることができます。精神面も、マインドセットを変えることによって、刺激に大きく心を乱される事態は減るでしょう。精神の安定が崩れると、体内の炎症が惹起されるとの論文もありますから、体の健康だけでなく、心の健康も同時にマネジメントしていく必要があります。まさに「病は気から」なのです。

マインドから変える健康マネジメントは、心と体の恒常性を保つのに役立つと私は考えています。ストレスによって大きく揺らぐことのない心身を手に入れる。これが、健康マネジメントが最終的にめざすところです。


「行動変容外来」と「ライフデザインドック」を立ち上げ、それぞれの患者さんに合わせた健康マネジメントを提案するお手伝いをはじめたことで、私自身にも変化が生まれました。患者さんの生活習慣改善がうまくいきはじめ、対立関係におちいりがちだった患者さんとの関係も良好になり、私自身も充実感を感じるようになりました。なにより患者さんに喜んでいただけています。

本編でも申し上げましたが、私たちは国民皆保険制度の恩恵もあり、欧米人と比べると自身の健康に継続的に向き合ってきませんでした。しかし、時代は「人生100年時代」に突入しようとしています。私たちはそれに合わせて、生命や財産の維持を意識していかなくてはなりません。

行動変容外来でおこなわれている診療は、生命や財産の維持につながると私は確信しています。個人の行動変容が実現すれば、それが企業の健康経営や国の医療のあり方を変えるきっかけにもなるのでは、と考えています。

最後に、がんばりすぎている読者のみなさんに、いま一度お伝えします。

人生１００年時代はできるだけポジティブに考え、最後まで人生を楽しめるように自分で体をいたわっていってください。それが、１００年という長い人生にふさわしい、無理のない生き方です。自分の体や健康状態に目を向けることを楽しみながら、自分に合った習慣をみつけ、それをできるだけ長くつづけていってほしいと思います。

おそらく、日本は世界でもっとも早く人生１００年時代をむかえることになるでしょう。そのとき、年齢を重ね、知識も経験もゆたかな人たちが、ポジティブに人生を楽しむ国になっていることを願っています。

本書は、慈恵医大にて共に行動変容診療に取り組んでいる松尾七重先生、吉岡友基先生、私を日々支えてくれている看護師、管理栄養士のみなさんの助けがあってはじめて書き上げることができました。出版については、執筆のお手伝いをいただいた横山瑠美さん、ＣＣＣメディアハウスの鶴田寛之さんにご尽力いただきました。ありがとうございました。

そして、風変わりな行動変容外来に通っていただいている患者さんたちにも、改めて感謝申し上げます。

横山啓太郎

２０１９年７月

9. Vagnucci AH Jrl, Li WW. Alzheimer's disease and angiogenesis. Lancet. 2003 Feb 15;361(9357):605-8.（アルツハイマー患者では脳の毛細血管の量が少ないという論文）

10. Amann K, Breitbach M, Ritz E, Mall G. Myocyte/capillary mismatch in the heart of uremic patients. J Am Soc Nephrol. 1998 Jun;9(6):1018-22.（心筋の毛細血管密度は高血圧患者で減り、慢性腎臓病患者でさらに減ることを示した論文）

11. Keller G, Zimmer G, Mall G, Ritz E, Amann K. Nephron number in patients with primary hypertension. N Engl J Med. 2003;348(2):101-8（高血圧患者では糸球体という細い血管の量が少ないという論文）

12. Houben AJHM, Martens RJH, Stehouwer CDA. Assessing Microvascular Function in Humans from a Chronic Disease Perspective. J Am Soc Nephrol. 2017 Dec;28(12):3461-3472.（加齢により脳、心臓、腎臓、網膜などの毛細血管障害が起こることで、高血圧や糖尿病を起こすという論文）

13. Ohara M, Kohara K, Okada Y, Ochi M, Nagai T, Ohyagi Y, Tabara Y, Igase M. Office-based simple frailty score and central blood pressure predict mild cognitive impairment in an apparently healthy Japanese population: J-SHIPP study. Sci Rep. 2017 Apr 13;7:46419.（開眼20秒の片足立ちが出来ないことと握力低下は隠れ脳梗塞と同様に認知機能低下と関連するという論文）

14. Livingston G, Sommerlad A, Orgeta V, Costafreda SG, Huntley J, Ames D, Ballard C, Banerjee S, Burns A, Cohen-Mansfield J, Cooper C, Fox N, Gitlin LN, Howard R, Kales HC, Larson EB, Ritchie K, Rockwood K, Sampson EL, Samus Q, Schneider LS, Selbæk G, Teri L, Mukadam N. Dementia prevention, intervention, and care. Lancet. 2017 Dec 16;390(10113):2673-2734.（認知症と関連する9因子についての論文）

主要参考文献

1. リンダ・グラットン&アンドリュー・スコット『LIFE SHIFT 100年時代の人生戦略』東洋経済新報社、2016

2. Barnes DE, Yaffe K. The projected effect of risk factor reduction on Alzheimer's disease prevalence. Lancet Neurol. 2011;10:819-28.（図5の文献）

3. Kume K, Hanyu H, Sato T, Hirao K, Shimizu S, Kanetaka H, Sakurai H, Iwamoto T. Vascular risk factors are associated with faster decline of Alzheimer disease: a longitudinal SPECT study. J Neurol. 2011;258:1295-303.（図6の文献）

4. SPRINT Research Group, A Randomized Trial of Intensive versus Standard Blood-Pressure Control.N Engl J Med 2015;373:2103-16（血圧のガイドラインを変えた論文）

5. スティーブン・R・コヴィー『完訳 7つの習慣　人格主義の回復』キングベアー出版、2013

6. Prospective Urban Rural Epidemiology (PURE) Study investigators. Prognostic value of grip strength: findings from the Prospective Urban Rural Epidemiology (PURE) study. Lancet. 2015 Nov 14;386(10007):1945-54.（握力が高血圧などのマーカーより、生命予後との関連が強いことを示す論文）

7. Spartano NL. Himali JJ. Beiser AS. Lewis GD. DeCarli C. Vasan RS. Seshadri S. Midlife exercise blood pressure, heart rate, and fitness relate to brain volume 2 decades later Neurology 2016;86:1313–19（40歳の時の運動後の血圧や心拍数の回復の度合いが、20年後の認知症のリスクを予測するという論文）

8. Lynn J. Adams on DM: Living well at the end of life: WP-137. Rand Corporation. 2003.（図23の文献）

[著者略歴]

横山啓太郎（よこやま・けいたろう）

東京慈恵会医科大学教授・行動変容外来診療医長
1958年生まれ。1985年東京慈恵会医科大学医学部卒業。国立病院医療センターで内科研修後、東京慈恵会医科大学第二内科、虎の門病院腎センター勤務を経て、東京慈恵会医科大学内科学講座（腎臓・高血圧内科）講師、准教授、教授。2016年、大学病院として日本初の「行動変容外来」を開設、診療医長に。2019年には寝たきりのリスクを減らす新型人間ドック「ライフデザインドック」を慈恵医大晴海トリトンクリニックにてスタートさせた。日本内科学会認定医・総合内科専門医、日本腎臓学会認定専門医、日本透析医学会指導医。主な研究分野は、慢性腎臓病の進展制御と合併症研究、Ca制御機構に関する研究、血管石灰化研究、生活習慣病行動変容。

健康をマネジメントする
人生100年時代、あなたの身体は「資産」である

2019年8月11日　初版発行

著　　者　横山啓太郎

発 行 者　小林圭太

発 行 所　株式会社CCCメディアハウス
〒141-8205　東京都品川区上大崎3丁目1番1号
☎03-5436-5721（販売）　☎03-5436-5735（編集）
http://books.cccmh.co.jp

印刷・製本　豊国印刷株式会社

ISBN978-4-484-19219-2